Diccionario dietético

© Editorial De Vecchi, S. A. 2018

© [2018] Confidential Concepts International Ltd., Ireland

Subsidiary company of Confidential Concepts Inc, USA

ISBN: 978-1-68325-790-5

COLECCIÓN SALUD
G. Moioli

DICCIONARIO DIETÉTICO

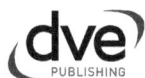

dve PUBLISHING

Índice

INTRODUCCIÓN

Durante los últimos años se ha producido una profunda transformación en el campo de los hábitos alimentarios. El desarrollo de la industria, el *boom* económico y el aumento de la renta per cápita han provocado el nacimiento de nuevos estilos de vida, nuevas costumbres y nuevas exigencias, que han incidido en los gustos y en las tendencias de la alimentación, determinando cambios profundos.

El análisis de las estadísticas relativas al consumo de alimentos pone de manifiesto que, en la dieta del ciudadano medio, alimentos «ricos» como la carne, o «refinados» como el azúcar, los aceites de soja y girasol y la margarina, así como productos considerados «superfluos», como el café y las bebidas alcohólicas, son cada vez más comunes.

Esta situación va en detrimento de aquellos alimentos que, como la fruta, la verdura y los cereales menos refinados, constituían la base tradicional de la alimentación.

Efectivamente, pocos decenios atrás la carne era un alimento consumido en los días festivos, preferentemente, y el pan blanco era considerado un apetitoso pastel.

Los progresos tecnológicos que se han producido en la industria alimentaria han puesto a disposición, además, una gama vastísima de productos en conserva, que actualmente son de uso común en nuestra cocina. La causa del éxito que éstos han obtenido se debe, sin duda, a que recogen y satisfacen exigencias reales del consumidor.

Los ritmos de trabajo y los estilos de vida que se están consolidando favorecen la tendencia hacia productos de rápida utilización, que no exijan horas y horas de preparación y que consigan complacer los gustos más dispares. Paralelamente a estos cambios de tipo cualitativo, en nuestros hábitos de alimentación se ha producido también un cambio cuantitativo. En pocas palabras, se come más, incluso a menudo se consumen más calorías de lo necesario.

Estas transformaciones se reflejan en nuestra salud, y no siempre de modo positivo. Aunque sea verdad que algunas patologías típicas de una dieta pobre (escorbuto, pelagra, etc.) han desaparecido, no es menos cierto que en las naciones económicamente más ricas, otras enfermedades han aumentado.

Numerosos estudios han puesto de manifiesto la estrecha relación que existe entre una dieta hipercalórica y la aparición de trastornos de tipo metabólico (como por ejemplo la diabetes), entre obesidad y enfermedades cardiovasculares, o entre una alimentación demasiado rica en carne y pobre en fibra y algunos tumores intestinales.

La importancia de la alimentación en las condiciones higiénico-sanitarias de la población se manifiesta también en la incesante labor desarrollada en este campo por parte de organismos internacionales como la Organización Mundial de la Salud (OMS), y la Organización para la Alimentación y la Agricultura (FAO).

Es evidente que una correcta nutrición debería basarse en el conocimiento de las exigencias de nuestro organismo, de sus peculiaridades y de las características nutritivas de los alimentos.

Demasiado a menudo, sin embargo, los factores que determinan las tendencias y los comportamientos alimentarios son otros.

En efecto, de una reciente investigación se desprende que la principal motivación en la elección de un alimento es aquella que deriva de la publicidad.

La felicidad, la belleza, el rendimiento físico, el deseo de reafirmar la propia personalidad o de formar parte de una elite refinada y rica, el deseo de un ambiente familiar sereno y acogedor son estereotipos corrientes que acompañan a los más variados productos.

La publicidad, en definitiva, incide hábilmente en los deseos, las frustraciones y las ansias de los consumidores, para imponer una determinada adquisición.

Y así, la compra del producto elegido no viene determinada por el conocimiento efectivo de la calidad de éste o de sus características nutritivas, sino por una necesidad inducida.

La vasta gama de productos anunciados y la escasa información relativa a éstos, en lugar de ayudar al consumidor, a menudo provocan en él una considerable desorientación.

Las etiquetas contienen escasa información y, muy raramente, por no decir nunca, ofrecen las cantidades de los principios nutritivos presentes y el valor energético.

¿Cuántas calorías contiene un paquete de galletas?, ¿cuántas grasas? ¿Y el colesterol?, ¿se encuentra presente en cantidades notables? Si padezco de gastritis, ¿es oportuno tomar una buena taza de caldo?

Son preguntas que siempre quedan sin respuesta.

El propósito de este diccionario es precisamente ofrecer los datos que le ayudarán a escoger, de un modo más acertado, los alimentos, paso previo indispensable para una dieta racional.

Además de las características nutritivas, se proporciona igualmente información sobre algunas combinaciones de alimentos.

Efectivamente, una dieta correcta desde el punto de vista fisiológico y de la nutrición debe tener en cuenta que la digestión y la asimilación de los alimentos son procesos complejos que exigen un cierto esfuerzo por parte de nuestro organismo.

La digestión comienza en la boca, donde los alimentos son triturados durante la masticación, amalgamados con la saliva y reducidos a un bolo alimenticio que llega al estómago para pasar, tras algún tiempo, al intestino.

Las condiciones de acidez de los distintos ambientes son muy diversas. En la boca, por ejemplo, el ambiente no es ni ácido ni básico, mientras que en el estómago existe una acidez muy elevada, debida a la segregación de ácido clorhídrico. La división de los distintos alimentos en componentes básicos permite su digestión: las proteínas son hidrolizadas y convertidas en aminoácidos, los glúcidos liberan los azúcares simples que los componen y las grasas liberan ácidos grasos y glicerina. Estas hidrólisis se producen gracias a la acción de determinadas enzimas presentes en la saliva y en el jugo gástrico, pancreático e intestinal. La actividad de éstas la determina, precisamente, la acidez del ambiente.

La acidez del estómago, por ejemplo, favorece la acción de la pepsina, enzima segregada por las células gástricas y responsable de la hidrólisis de las proteínas, al tiempo que inhibe la acción de la ptialina, enzima de la saliva activa en los glúcidos. La asociación de alimentos ricos en proteínas con alimentos ricos en glúcidos representa, por lo tanto, una combinación que no facilita los procesos digestivos.

En definitiva, cada alimento, debido precisamente a su composición química, precisa de ciertas condiciones que nuestro aparato digestivo se predispone a crear justo en el momento en que ingerimos una determinada comida.

Si, pongamos por caso, consumimos un plato rico en proteínas, la secreción de ácido clorhídrico en el estómago es estimulada; de esta manera se crea un ambiente ácido que activa la pepsina gástrica, cuyo cometido es la hidrólisis.

Poner nuestro organismo en óptimas condiciones de trabajo, impidiendo la creación de mecanismos digestivos contrastantes, es, sin duda, un medio que nos ayudará a obtener el máximo beneficio de nuestros alimentos, y un mejor rendimiento físico.

La información sobre las combinaciones alimentarias se han hecho basándose en los estudios del médico francés Desiré Merien, y contienen consejos extraídos del trabajo de los especialistas Arturo Tentori y Giovanni Turetta, que han publicado algunos libros sobre el tema en esta misma editorial. Si el lector desea profundizar sobre este punto, son especialmente interesantes el *Manual completo de las combinaciones alimentarias*, *Las correctas combinaciones alimentarias* y *Cómo adelgazar con las correctas combinaciones alimentarias*.

Es conveniente destacar que las combinaciones desaconsejadas de ninguna manera provocan consecuencias nefastas. Tanto es así que nuestros platos más corrientes no siempre respetan las reglas asociativas y no por ello resultan perjudiciales para la salud.

Conocer estas reglas puede servir para recuperar una relación menos superficial, más consciente y más motivada con nuestros alimentos y para ofrecernos un aliciente más que estimule nuestra fantasía gastronómica y varíe nuestra alimentación, primera norma de un adecuado comportamiento alimenticio.

La rigidez y el esquematismo nunca son buenos consejeros, y esto también es válido cuando se habla de alimentación, campo de investigación que todavía está por explorar y conocer debidamente.

NOTAS PARA LA UTILIZACIÓN DEL DICCIONARIO

Se ofrece la composición química de cada alimento referida a 100 gramos de parte comestible; es decir, los desechos no se tienen en cuenta.

Los prótidos, los lípidos y los glúcidos se expresan en gramos.

El colesterol presente se expresa en miligramos.

Se recogen, asimismo, términos más generales correspondientes a los principales grupos de alimentos: bebidas, hierbas aromáticas, carne, grasas, cereales, queso, fruta, legumbres, verdura y pescado.

En los casos en que se ha considerado útil, el diccionario da cuenta, además, de las principales contraindicaciones relacionadas con el consumo de un determinado alimento.

En lo que se refiere a los principales alimentos, se indican las combinaciones alimentarias aconsejadas, así como las poco apropiadas.

Al final del diccionario, y para facilitar su lectura, figura un glosario de los términos científicos más utilizados en el sector alimentario, destinados a la descripción de las características de composición y del valor nutritivo de los alimentos considerados.

A

ACEDERA

Contraindicada en los casos de: calculosis renal oxálica.

Es una planta herbácea, *Rumex acetosa* perenne y robusta, perteneciente a la familia de las poligonáceas. Sus hojas se utilizan para aromatizar las ensaladas, a las que dota de un especial sabor áspero y amargo.

Dada la presencia de elevadas cantidades de ácido oxálico, su consumo excesivo puede desembocar en fenómenos de intoxicación.

ACEDERILLA

Es una planta herbácea, *Oxalis acetosella*, perteneciente a la familia de las oxalidáceas, que crece espontánea y frondosa en las zonas húmedas y en los bosques.

Como la acedera, contiene ácido oxálico en elevadas cantidades, por lo que las mismas consideraciones hechas para aquélla sirven para ésta.

Se utiliza, igualmente, en las ensaladas; su sabor ligero, ácido y picante resulta gratamente insólito.

ACEITE DE OLIVA

Calorías	900		Colesterol	0
Prótidos 100		*Lípidos* 100	*Glúcidos* 100	

El aceite de oliva, cuyo uso en la alimentación humana es antiquísimo, es el aceite más difundido en las regiones meridionales.

TECNICA DE PRODUCCIÓN

La calidad del aceite depende mucho de la técnica de recolección de la aceituna. La mejor es la tradicional recolección a mano, que presenta, sin embargo, el inconveniente de ser extremadamente costosa.

Las modernas técnicas de recolección consisten en una rápida sacudida del árbol, que provoca la caída de las aceitunas, las cuales son recogidas en redes que impiden el impacto contra el suelo y su consiguiente daño.

Tras la recolección, las aceitunas son llevadas al molino, donde tienen lugar las siguientes operaciones:

— lavado de las aceitunas;
— trituración;
— amasamiento (lenta mezcla de la pasta de aceitunas que permite al aceite salir de las células);
— prensado;
— eliminación de la fase acuosa;
— lavado del aceite;
— decantación del aceite.

TIPOS DE ACEITE DE OLIVA

El aceite de oliva virgen se obtiene exclusivamente del estrujamiento mecánico. No intervienen tratamientos químicos de ningún tipo.

El aceite extravirgen posee una acidez máxima del 1%.
El aceite superfino virgen posee una acidez máxima del 1,5%.
El aceite fino virgen posee una acidez máxima del 3%.
El aceite virgen posee una acidez máxima del 4%.

Los aceites que presentan una acidez superior tienen que ser sometidos a tratamientos de rectificación. El aceite de oliva, cuya acidez no debe superar el 2%, resulta de la unión de aceite rectificado con aceite virgen. Existen, por fin, los aceites extraídos del orujo, es decir, de los residuos del prensado de las aceitunas.

VALOR NUTRITIVO

Sin duda, es el extravirgen el mejor de todos los tipos de aceite de oliva. Los motivos que lo convierten en un valioso condimento son:

— su notable contenido en vitamina E;
— la presencia de antioxidantes naturales como las féculas;
— su elevada capacidad de digestión.

El aceite de oliva, además, ejerce una acción benéfica sobre la vesícula biliar, previniendo el estancamiento de la bilis, que es una de las causas que provoca la formación de cálculos biliares. Consumido crudo, desarrolla una acción curativa en los casos de hiperclorhidria y úlcera gastroduodenal.

La presencia de antioxidantes naturales hace que el aceite de oliva sea también adecuado en los guisados y fritos ligeros. En estos casos, sin embargo, pierde las funciones benéficas consideradas anteriormente. Es de suma importancia conservarlo en recipientes de vidrio y protegerlo de la luz. La temperatura ideal de conservación se sitúa alrededor de los 14 grados.

Combinaciones	
Aconsejadas	*Desaconsejadas*
hortalizas	cítricos, manzanas, peras, melocotones, albaricoques, ciruelas, fresas, leche, kiwis,

ACEITE DE SEMILLAS

Calorías	900	Colesterol	0
Prótidos 0	*Lípidos* 100	*Glúcidos* 0	

Además del aceite de oliva, encontramos en la alimentación humana los aceites extraídos de las semillas de soja, girasol, colza, cacahuete, algodón, pepita de uva y maíz.

TECNICA DE PRODUCCIÓN

El aceite es extraído bien por medio del prensado, cuando el porcentaje de aceite es elevado, bien gracias a un disolvente en los casos en que la cantidad de aceite no supera el 20%.

Generalmente, en ambos casos se obtiene un aceite que posee una acidez superior al 0,5%, que es el valor máximo permitido por la ley para estos productos.

Se hace indispensable, por lo tanto, un tratamiento de desacidificación.

Antes de ser apto para el consumo, el aceite se somete también a otros procedimientos de rectificación:

— eliminación de las substancias en suspensión;
— decoloración;
— desaromatización.

Si el aceite ha sido extraído por medio de disolventes, antes de proceder a los tratamientos de refinación se aplican sistemas de destilación destinados a aislar el disolvente utilizado.

VALOR NUTRITIVO

La capacidad de digestión de los aceites de semillas es inferior a la del aceite de oliva.

Los que poseen un mayor contenido en ácidos grasos polinisaturados ejercen una beneficiosa acción contra el colesterol. Entre los más ricos de estos ácidos grasos destacamos: el aceite de girasol, el aceite de soja, el aceite de maíz, el aceite de pepita de uva y el aceite de cacahuete.

LOS ACEITES Y LOS TRATAMIENTOS TERMICOS

Los guisados provocan cambios en la estructura química estrechamente relacionados con las temperaturas utilizadas y con el tipo de grasa.

La oxidación de los lípidos, la formación de lipoperóxidos y termopolímeros, substancias ciertamente tóxicas para el hígado y los riñones, ya comienza a los 100 grados y, a medida que aumenta la temperatura, es cada vez más notable. Más allá de los 200 grados, temperatura a la que normalmente se llega durante el proceso de fritura, dichas transformaciones alcanzan su punto máximo.

Los aceites que resisten más el calor y que, por consiguiente, son más adecuados en las frituras, son el aceite de oliva y el de cacahuete.

No es recomendable cocinar con aceite ya utilizado, pues un posterior calentamiento lo degrada con gran facilidad.

Entre los alimentos que normalmente freímos, las patatas son las que menos contaminan el aceite, que en este caso puede ser reutilizado, con la condición de no dejarlo enfriar.

El utensilio más apropiado para freír es una cazuela con el fondo grueso, capaz de mantener el calor y de evitar recalentamientos peligrosos para la estabilidad del aceite.

Combinaciones	
Aconsejadas	*Desaconsejadas*
hortalizas	cítricos, manzanas, peras, melocotones, albaricoques, ciruelas, fresas, leche, kiwis,

ACHICORIA

Achicoria en rama

Calorías	12	Colesterol	0
Prótidos 1,2	*Lípidos* 0,1	*Glúcidos* 1,7	

Achicoria de Bruselas

Calorías	17	Colesterol	0
Prótidos 0,7	*Lípidos* 0,3	*Glúcidos* 3,2	

Del *Cichorium intybus*, una planta herbácea de la familia de las compuestas, existen diversas variedades cuyas hojas son utilizadas como ensalada. Las más comunes son: la rizada, la escarola y la achicoria en rama.

El gusto característico de la achicoria se debe a la presencia de cicorina, un glucósido amargo.

Con el fin de ser utilizadas para la preparación de un sucedáneo de café, las gruesas raíces de algunas variedades se secan, se trituran y se cuecen al horno.

Combinaciones	
Aconsejadas	*Desaconsejadas*
hortalizas, cereales, patatas, despojos, pescados, carnes y quesos grasos, aceite, mantequilla	fruta, mermeladas, leche

ADITIVO

Los aditivos son substancias que se añaden a los alimentos con el fin de mejorar su conservación o de dotarlos de características especiales de color, aroma y consistencia. Su uso está regulado por la Comunidad Europea, y, por tanto, los aditivos permitidos en Francia o en Alemania son los mismos que encontraremos en nuestro país.

La letra E que aparece junto al nombre del aditivo en las etiquetas de los alimentos se refiere precisamente a Europa.

El Ministerio de Sanidad y Consumo, antes de autorizar el uso de una substancia como aditivo alimentario, comprueba su toxicidad mediante exámenes de laboratorio.

Esto no siempre representa una garantía para el consumidor, puesto que, como de hecho ha sucedido, la auténtica peligrosidad de ciertas substancias y las secuelas de su consumo pueden aparecer tras muchos años.

Consecuentemente, es preferible escoger productos que no contengan aditivos o que contengan sólo los estrictamente necesarios.

Si se utilizasen materias primas de gran calidad y técnicas de producción modernas, podríamos prescindir sin duda de muchos aditivos.

Según la función que desempeñan, pueden clasificarse del siguiente modo:

Conservantes antimicróbicos: preservan de las alteraciones causadas por microorganismos; he aquí una lista de algunos aditivos que pertenecen a este grupo:

— ácido sórbico (E200) y sus sales (utilizados en las grasas, aceites, semiconservas de pescado, repostería y frutos secos);
— ácido benzoico (E210) y sus sales (utilizados en las semiconservas de pescado, caviar y bebidas no alcohólicas);
— anhídrico sulfúrico (E221);
— sodio sulfito (E222) (utilizados en el vino, cerveza, zumos de fruta, frutos secos, bebidas no alcohólicas, licores de zumos de fruta);
— ácido propiónico (E280) (utilizado en la amasadura del pan y en repostería);

— nisina (E284) (utilizada en los quesos);
— nitrito de sodio (E250);
— nitrato de sodio (E251);
— nitrato de potasio (E252) (utilizado en los embutidos y en la carne enlatada).

Conservantes antioxidantes: se emplean para proteger los alimentos de la acción del oxígeno, el cual agria el producto, le confiere un aspecto negativo y le hace perder aroma; destacamos los siguientes:

— agar agar (E324) (utilizado en semiconservas de pescado, pastelería, helados y carne enlatada);
— pectina (E330) (utilizada en preparados para helados, mermeladas y gelatinas de fruta y carne enlatada).

Emulsionantes: permiten que las mezclas entre grasas y soluciones acuosas sean estables; destacamos los siguientes:

— monoglicéridos de los ácidos grasos alimentarios (E350);
— mezclas de monoglicéridos y diglicéridos de ácidos grasos alimentarios (E351) (utilizados en repostería, margarinas, helados y cremas de pastelería).

Aromatizantes: confieren sabores y olores peculiares; destacamos los siguientes:

— etilvanilina (E408) (utilizada en caramelos, chocolate, licores y vinos aromatizados, bizcochos y galletas y preparados para *pudding*);
— oxicitranela (E410) (utilizada en caramelos, licores y margarinas).

Colorantes: son los aditivos más conocidos y también los menos necesarios; de hecho, su única función es, digámoslo así, cosmética: destacamos los siguientes:

— cúrcuma (E100);
— tartrato (E102) (utilizados para el color amarillo);
— naranja GGN (E111)
— cochinilla a. c. (E120) (utilizados para el color naranja);
— orceína (E121) (utilizado para el color rojo);
— azul índigo V (E131) (utilizado para el color azul);
— caramelo (E150) (utilizado para el color marrón).

Existen, además, colorantes permitidos sólo para teñir la superficie del alimento, como por ejemplo el oro (E175), la plata (E174) y otros, como el E180, cuyo uso se admite únicamente para colorear la corteza de algunos quesos.

AGRIOS

Se designan con este nombre los frutos de la especie *Citrus*, de la familia de las rutáceas, que se cultivan en zonas subtropicales.

Las naranjas, los limones, las mandarinas, los pomelos y los cedros son los agrios más corrientes. Todos ellos se caracterizan por su elevado contenido en vitamina C y por cierta acidez debida a la presencia de ácido cítrico.

Como cualquier otra fruta ácida, los agrios están indicados en los casos de uricemia, gota y acetona, pues aumentan las reservas alcalinas del organismo. Por otra parte, impiden la formación de cálculos de fosfatos.

Por el contrario, **están contraindicados en los casos de hiperclorhidria y úlcera gastroduodenal.**

AGUA

Aunque podríamos sobrevivir incluso algunas semanas sin comer, sin agua nuestra vida se limitaría a pocos días. Este hecho por sí solo nos indica claramente que, después del oxígeno, el agua es el factor más importante para la vida.

Además de ser el elemento nutritivo más indispensable, es también el principal componente del cuerpo humano: constituye alrededor del 60% del peso de los adultos y un porcentaje todavía mayor del de los niños.

Son múltiples las funciones que desempeña en nuestro cuerpo: disuelve las substancias nutritivas y las transporta a todas las células, de las que recibe las substancias de desecho que son luego rechazadas por medio de su disolución en el agua, del sudor, de las heces y de la orina; interviene, por otro lado, en el mantenimiento de la temperatura corporal mediante la transpiración.

Los caminos por los cuales el agua abandona el organismo son diversos: el sudor, las heces, la orina, los pulmones y la piel. Cada día, en condiciones normales, un adulto elimina de 2 a 2,5 litros de agua.

La temperatura y la humedad del ambiente, la actividad física desarrollada y algunas condiciones patológicas determinan notablemente la eliminación del agua. Un trabajo físico duro ejercido en un ambiente caluroso puede implicar, de hecho, una pérdida de hasta 5-10 litros de sudor al día. La elevada fiebre y, sobre todo, la abundante diarrea, el vómito repetido y la diabetes insípida representan factores que aumentan, incluso de manera relevante, la pérdida de agua.

En todos estos casos es necesario dotar al organismo no sólo de agua, sino también de sales minerales, que ha perdido disueltas en aquélla. Si no se repone la pérdida de agua, se puede llegar a una deshidratación. Los síntomas son: sed intensa, sequedad de la piel, pérdida de peso, hipotensión, taquicardia y, en los casos más graves, alucinaciones y delirios.

Aún sin llegar a estos extremos, la reducción del volumen del agua en el cuerpo genera un estado de debilidad general y de escasa resistencia al trabajo físico. El gran problema de los deportes de larga duración, maratón y ciclismo en carretera sobre todo, es precisamente evitar que el rendimiento físico de los atletas degenere debido a la profusa transpiración a la que se ven sometidos.

CANTIDAD DE AGUA NECESARIA

La cantidad de agua para un adulto se sitúa alrededor de los 2,5 litros, la mitad de los cuales la obtenemos de la bebida, y el resto, de los alimentos sólidos. Ofrecemos, más adelante, una tabla en que se indica el contenido en agua de algunos alimentos. Para satisfacer la necesidad de agua, son más adecuadas el agua o las bebidas tibias o a temperatura ambiente. Por otro lado, es aconsejable beber regularmente durante todo el día. No es apropiado beber excesivamente durante las comidas, para no diluir los jugos gástricos y desfavorecer de esta manera los procesos digestivos.

CONTENIDO EN AGUA DE ALGUNOS ALIMENTOS

Leche de vaca	aprox. 88-91 %
Carne	aprox. 60-70 %
Pan	aprox. 20-30 %
Arroz	aprox. 15 %
Pasta	aprox. 12 %
Fruta	aprox. 80-90 %
Hortalizas	aprox. 80-90 %
Yema de huevo	aprox. 50 %
Clara de huevo	aprox. 88 %

AGUA POTABLE

Para poder ser destinada al consumo humano, el agua debe poseer una serie de requisitos.

Debe ser incolora, inodora, límpida, insípida y no debe contener microorganismos peligrosos para la salud o que indiquen una contaminación fecal de la capa freática.

Con el fin de corregir los defectos y de adecuarlas para el consumo humano, las aguas son sometidas a una serie de tratamientos: sedimentación-filtración-precipitación, para eliminar las substancias orgánicas disueltas; esterilización, para eliminar los microorganismos.

El más utilizado entre los métodos de esterilización es ciertamente el que añade cloro a las aguas.

AGUA MINERAL

Las numerosas aguas minerales presentes en el mercado no son todas iguales. Teniendo en cuenta sus propiedades, pueden ser agrupadas en dos grandes familias: las aguas minerales curativas y las aguas minerales de mesa.

No es indiferente, por lo tanto, escoger una u otra; al contrario, se debe evitar el error de consumir regularmente un agua no apropiada, por sus características, a las exigencias de nuestro organismo.

Una lectura atenta de la etiqueta asegura una información precisa sobre la naturaleza del agua, su origen y los minerales que contiene.

Según su residuo seco (lo que queda tras haber evaporado el agua a 180 grados centígrados), las aguas minerales se clasifican del siguiente modo:

— oligominerales: residuo no superior a 2 g/litro;
— semiminerales: residuo no superior a 0,2 g/litro;
— minerales: residuo superior a 1 g/litro.

LAS AGUAS MINERALES EN LA DIETA

Las aguas oligominerales cumplen una función esencialmente diurética: ayudan al organismo a eliminar, a través de los riñones, los residuos metabólicos acumulados. Pueden, por otro lado, contribuir a la curación de los cálculos renales y de los procesos inflamatorios de la vejiga, por lo que son indicadas en estos casos.

El consumo regular de aguas semiminerales y, sobre todo, de aguas minerales, puede tener un papel importante en la regulación de numerosas actividades metabólicas.

Por ejemplo, las aguas ferruginosas y arsenicales son muy valiosas en los casos de anemia y de deterioro orgánico; las sulfúreas, en cambio, en las enfermedades del hígado y de las vías biliares; mientras que se aconsejan las alcalinas en las patologías del metabolismo. El consumo de agua mineral con gas es aconsejable a todas aquellas personas que poseen un estómago hipotónico y con escasas secreciones. Por el contrario, quien sufra de aerofagia debería prescindir de este tipo de agua y, en general, de cualquier tipo de bebida gaseosa.

AGUACATE

Calorías	232	Colesterol	0
Prótidos 1,9	*Lípidos* 23,5	*Glúcidos* 3,2	

Contraindicado en los casos de: exceso de peso.

Es un fruto exótico originario de América central, caracterizado por un elevado porcentaje de grasa. Es muy energético y se desaconseja su consumo al final de las comidas; por su gusto peculiar, es muy apreciado como entremés. Se encuentra en el mercado durante todo el año.

Combinaciones	
Aconsejadas	*Desaconsejadas*
hortalizas	fruta en general, leche

AGUARDIENTE

Esta palabra deriva del latín *aqua vitae*, que significa agua de la vida. De hecho, se utilizaba este nombre para designar las bebidas alcohólicas que se consideraba que tenían la virtud de dotar al organismo cansado y viejo de vigor, e incluso curarlo de cualquier enfermedad.

El aguardiente es una mezcla de alcohol y agua, obtenida por destilación de mostos fermentados de fruta o cereales.

El contenido en alcohol varía, normalmente, entre el 40 y el 60 %.

Para evitar que en el producto final haya substancias tóxicas, como por ejemplo el alcohol metílico, se elimina la primera y la última parte de la destilación.

Para la creación del color y del aroma característicos de cada aguardiente es de suma importancia el envejecimiento.

Los aguardientes más conocidos son:

— aguardientes de vino: *brandy* y coñac;
— aguardientes de cebada: *whisky*;
— aguardientes de orujo: *grappa*;
— aguardientes de caña de azúcar: ron;
— aguardientes de patata: *vodka*;
— aguardientes de manzana: calvados;
— aguardientes de cereza: *kirsch*;
— aguardientes de ciruela: *slivoviz*;
— aguardientes de albaricoque: *barack*.

Desde un punto de vista nutritivo, los aguardientes no aportan ningún alimento en cantidades apreciables.

No obstante, puesto que el alcohol proporciona aproximadamente unas 7 kcal por gramo, el consumo de aguardiente conlleva la introducción de un determinado número de calorías.

Véase también: Alcohol y los nombres de los distintos aguardientes.

AGUJA PALADAR

Calorías	88	Colesterol	65
Prótidos 16,4	*Lípidos* 2,1	*Glúcidos* 1	

Contraindicada en los casos de: uricemia, gota.

La aguja paladar, *Belone belone*, es un pez de cuerpo alargado, de unos 40-70 cm de longitud. Vive preferentemente en aguas profundas, y durante la primavera se acerca a la costa en bancos nutridos.

Su carne, muy apreciada, es pobre en lípidos y fácilmente digerible.

Es muy apropiada en la alimentación de los niños.

Combinaciones	
Aconsejadas	*Desaconsejadas*
pescados no grasos, manzanas, peras, melocotones, ciruelas, plátanos, piña, lechuga, endibias, berenjenas, apio, calabacines, setas	cereales y derivados, patatas, leche, legumbres

AJO

Calorías	124	Colesterol	0
Prótidos 6	*Lípidos* 0,1	*Glúcidos* 26,3	

Contraindicado en los casos de: digestión lenta.

Es eficaz contra los parásitos intestinales y un adecuado coadyuvante en la cura de la hipertensión.

El *Allium sativum*, posiblemente originario de Asia y cultivado en el área mediterránea desde los antiguos egipcios, hoy está extendido por todas las zonas templadas.

Existen numerosas variedades que se distinguen por el tamaño, el color y la intensidad del aroma de los bulbos, así como por el número de dientes.

Los bulbos, llamados también cabezas, son muy utilizados en la cocina para dar sabor a los distintos alimentos: uno o dos dientes bastan para aromatizar un plato.

Las propiedades aromáticas del ajo se deben a la presencia en los bulbos de substancias volátiles que estimulan las papilas gustativas y los receptores olfativos.

Se encuentra en el mercado durante todo el año, y puede mantenerse seco por mucho tiempo.

ALACHA

Véase: boquerón.

ALBAHACA

Es una planta anual que prefiere los climas templados y no aguanta el frío excesivo. Durante siglos símbolo de la fertilidad, el *Ocimum basilicum* es una hierba aromática muy presente en la preparación de salsas y condimentos.

Sus hojas, de color verde claro, dentadas en los bordes, contienen un aceite esencial muy perfumado que realza el sabor de los alimentos, a la vez que los transforma en platos realmente apetecibles.

Existe una especial afinidad entre la albahaca y el tomate, que armonizan perfectamente en todas las salsas y guisos.

ALBARICOQUE

Calorías	52	Colesterol	0
Prótidos 0,4	*Lípidos* 0,1	*Glúcidos* 12,5	

Es el fruto del *Prunus armeniaca*. Pertenece al grupo de las frutas azucaradas; su forma es esférico-ovoidal y la piel tiende al amarillo o al rojo; la pulpa es jugosa, dulce y aromática. Es especialmente alto su contenido en carótenos (substancias de las cuales deriva la vitamina A) y en potasio, mientras que el porcentaje de vitamina C es bajo. Por su contenido en fibra y por la presencia de sorbitol, un tipo de azúcar, el albaricoque tiene propiedades laxantes. Antes de comerlo, es preciso lavar con esmero este fruto, puesto que de esta manera se eliminan los posibles residuos de pesticidas.

La maduración del albaricoque se produce en verano, desde junio hasta agosto. Entre las variedades que maduran en junio destacamos la precoz amarilla; en julio madura la Real; y la *Paviot* y la *Nancy* son las más tardías: su maduración se produce entre julio y agosto.

Combinaciones	
Aconsejadas	*Desaconsejadas*
piñas, naranjas, limones, mandarinas, pomelos, tomates, plátanos, caquis, uvas	patatas, cereales y derivados, pescados y carnes grasos, leche, huevos, legumbres, quesos grasos

ALCACHOFA

Calorías	17	Colesterol	0
Prótidos 1,7	*Lípidos* 0,2	*Glúcidos* 2,3	

Contraindicada en los casos de: cálculos en las vías urinarias.

La alcachofa, *Cynara cardunculus scolymus*, hizo su aparición en la cocina europea en el siglo XVI; se le atribuían cualidades farmacológicas y afrodisíacas.

Es una hortaliza de la cual se aprovecha sólo la cabeza, en forma de piña, y las brácteas (llamadas hojas).

Actualmente se cultivan diversas variedades de alcachofa, algunas con espinas, otras sin ellas, y una variedad de pequeño tamaño apta para la conserva.

Además de ser un alimento refrescante, la alcachofa estimula el apetito.

Contiene una substancia, la cinarina, que posee propiedades diuréticas y estimulantes de la secreción biliar.

La alcachofa, por otro lado, es también rica en potasio y en fibra.

En el momento de su adquisición, la alcachofa fresca debe tener las hojas turgentes, tiernas y bien cerradas.

El coste de esta hortaliza es elevado, si tenemos en cuenta que se desecha buena parte de ella.

Combinaciones	
Aconsejadas	*Desaconsejadas*
cereales y leche, patatas, castañas, legumbres, quesos, pescados y carnes, huevos, hortalizas, aceite, mantequilla	leche

ALCAPARRA

Es una planta perenne perteneciente a la familia de las caparidáceas, característica de las regiones meridionales, donde crece espontáneamente. Sus flores, grandes y blancas, se guardan en conserva con sal o en salmuera y, por su grato perfume, se utilizan en la preparación de salsas y en la aromatización de varios platos. Las virtudes aromatizantes de la alcaparra se deben, principalmente, al ácido cáprico que se desarrolla tras prepararla en salmuera.

ALCOHOL

Es la substancia que proviene de la fermentación de mostos azucarados. El alcohol puro tiene una densidad de 0,79 g/litro, inferior a la del agua; su apariencia es la de un líquido incoloro, su punto de ebullición es bajo y su poder deshidratante es notable. Debido a esto las bebidas alcohólicas tienen ese típico sabor ardiente.

Justamente, el componente principal de dichas bebidas es el alcohol, cuyo uso en la alimentación humana tiene   un origen antiquísimo: en la dieta de los antiguos egipcios, por ejemplo, la cerveza, junto con el pan, era un alimento básico.

El contenido en alcohol fluctúa desde el 4-5% de la cerveza hasta el 40-50-60% de las bebidas superalcohólicas, pasando por el 10-12% de los vinos. Desde el punto de vista de la nutrición, el alcohol es una substancia muy peculiar. Ante todo, porque proporciona 7 kcal por gramo, lo que la convierte, tras los lípidos, en la substancia alimentaria más energética. En segundo lugar, su absorción por parte del estómago y del intestino es mucho más rápida que la de cualquier otro alimento, sobre todo si se ingiere con el estómago vacío.

Una vez consumido, el alcohol desencadena sus consecuencias proporcionalmente a la cantidad ingerida.

No obstante, no en todas las personas se manifiesta de la misma manera, dado que el alcohol es metabolizado por una enzima situada en el hígado, cuya disponibilidad varía de un organismo a otro.

EFECTOS DEL ALCOHOL

El primer efecto de las bebidas alcohólicas se da ya a nivel de los receptores gustativos que, estimulados por el alcohol, provocan un aumento del apetito.

También se estimulan las funciones de las glándulas del estómago. De este modo, aumenta la producción de ácido clorhídrico que, si no existen enfermedades, produce una sensación más intensa de hambre. Precisamente, el consumo de aperitivos se basa en dichas acciones del alcohol. Hay que tener en cuenta, sin embargo, que la costumbre de beber alcohol, y especialmente con el estómago vacío, provoca gastritis.

En cuanto al sistema nervioso central, el alcohol actúa como un depresivo: reduce el ansia y el estado de aprensión, a la vez que atenúa los condicionamientos psicológicos. Además, influencia las funciones de la memoria, del razonamiento, de la capacidad de juicio y de autocontrol, así como las funciones motrices.

Es preciso subrayar que la cantidad de alcohol equivalente a medio litro de vino ingerido en menos de dos horas es suficiente para que la coordinación neuromuscular y la velocidad de los reflejos de una persona disminuyan.

DOSIS DIARIA

La dosis diaria de alcohol debería situarse, en el caso de los adultos, alrededor de los 50 gramos.

Esta cantidad corresponde, aproximadamente, a medio litro de vino, distribuido en las dos comidas principales, considerando, evidentemente, la eventual introducción de otras bebidas alcohólicas.

Consumir en demasía y repetidamente bebidas alcohólicas provoca daños al aparato digestivo, al hígado, al sistema nervioso central, a las arterias y a los músculos.

Dado que es un potente vasodilatador, substrae sangre a las exigencias del corazón, resultando ser un factor de riesgo en los casos de insuficiencia coronaria.

El consumo de alcohol en situaciones que prevén una larga estancia en un ambiente muy frío se desaconseja, dada esta condición de vasodilatador.

En estas ocasiones, la ingestión de bebidas alcohólicas produce una masiva dispersión de calor, que puede ser muy peligrosa, hasta el punto de desembocar en estados de aterimiento.

LAS FASES DEL ALCOHOLISMO

El consumo masivo de alcohol puede, a largo plazo, conducir a una grave situación de dependencia física y psíquica conocida con el nombre de alcoholismo.

Según una clasificación realizada por expertos en el campo de las toxicodependencias, se distinguen cuatro fases principales en el caso del alcoholismo:

a) el bebedor todavía puede abstenerse, pero psicológicamente ya existe una dependencia;

b) se producen las primeras alteraciones a nivel gástrico y hepático (gastritis y cirrosis): empieza, además, un deterioro orgánico;

c) ahora la dependencia es, también, física: el sujeto manifiesta auténticas psicosis;

d) la bebida, de la cual el sujeto ya no puede abstenerse, se ha convertido en la única ocupación y el único pensamiento de éste, a la vez que su deterioro físico es dramático.

ALELUYA

Es una mata, *Hibiscus sabdarifa*, de la familia de las malváceas, originaria de Asia tropical.

Posee grandes flores que, una vez secadas, se usan para preparar una infusión aromática ligeramente acídula.

En la India, la aleluya es uno de los ingredientes del curry.

ALMEJA

Calorías	73	Colesterol	49
Prótidos 10,2	*Lípidos* 2,5	*Glúcidos* 2,2	

Contraindicada en los casos de: digestión lenta.

Es un molusco muy extendido en el Mediterráneo. Su concha bivalva es de un tenue color gris y de dimensiones reducidas, aunque suele crecer en verano. Vive enterrada en el fango, a lo largo de las costas de aguas tranquilas.

Su carne es rica en hierro, calcio, magnesio y yodo. Contiene también vitamina A, D y del grupo B, aunque en cantidades pequeñas. El total de lípidos es bajo, mientras que es elevado el de tejido conjuntivo; por lo tanto su capacidad de digestión es escasa.

La almeja se consume preferentemente guisada, siendo un elemento muy frecuente en salsas y sopas.

Combinaciones	
Aconsejadas	*Desaconsejadas*
pescados no grasos, ciruelas, fresas, kiwis, plátanos, piña, manzanas, peras, melocotones, apio, calabacines, berenjenas, lechuga, endibias	cereales y derivados, patatas, leche, legumbres

ALMENDRA

Calorías	499	Colesterol	0
Prótidos 1,6	*Lípidos* 51,4	*Glúcidos* 4	

Contraindicada en los casos de: exceso de peso, enferme-dades del hígado, gastritis hiperclorhídrica.

Existen dos tipos de almendra: la variedad dulce, utilizada como alimento, y la variedad amarga, venenosa y destinada a fines farmacéuticos.

En botánica, las almendras son las semillas del *Prunus amygdalus*, en las dos variedades *dulcis* y *amara*.

La parte comestible es el embrión situado en el interior de un endocarpio coriáceo: el hueso.

El sector en que se emplea más la almendra es la industria de los dulces: turrones y caramelos son sólo algunos de los muchos productos que contienen este fruto.

La almendra es rica en calcio, fósforo y hierro; posee una cantidad notable de prótidos y un altísimo contenido en lípidos que la convierte en un alimento hipercalórico.

Prensada, se obtiene un aceite que es utilizado en la preparación de la leche de almendras.

Su capacidad de digestión es baja.

Combinaciones	
Aconsejadas	*Desaconsejadas*
hortalizas en general	fruta, leche, mermeladas

ALMIDÓN

Su importancia es fundamental en la alimentación humana, puesto que constituye la fuente principal de hidratos de carbono. Es la substancia de reserva de los vegetales y se encuentra en muchas semillas y raíces en forma de gránulos característicos. Las harinas de cereales, las legumbres y las patatas contienen cantidades relevantes de almidón. En química, es un polisacárido formado de la unión de numerosos azúcares simples (monosacáridos); la molécula del almidón, muy grande y ramificada, está constituida por unidades de glucosa enlazadas entre sí, que forman largas cadenas. Nuestro organismo, gracias a la acción de las amilasis, enzimas presentes en la saliva y en el jugo pancreático, es capaz de romper dichas uniones y de liberar la glucosa, que es absorbida por el intestino y transportada por la sangre a los distintos tejidos. Se calcula que más de la mitad de la energía empleada por el organismo deriva de la combustión de la glucosa.

ALMORTA

Por su elevado contenido en fibra, las almortas están contraindicadas en los casos de gastritis, enterocolitis, estipsis espasmódica y en las enfermedades del hígado (especialmente si se consumen crudas).

La almorta es una planta herbácea perteneciente a la familia de las leguminosas. Hace tiempo, sus semillas constituían un elemento común en la alimentación de las clases sociales poco acomodadas, sobre todo en épocas de carestía; en cambio, hoy en día es una planta que se cultiva raramente.

Presenta un elevado contenido en prótidos (más de un 20%) y en glúcidos (más del 4%), por otro lado, contiene un factor tóxico natural, la latirina, que causaba el latirismo, una enfermedad cuya consecuencia era la parálisis espasmódica.

Si procedemos a un lavado largo y concienzudo de las almortas, éstas pueden llegar a ser comestibles, al quedar eliminada dicha substancia tóxica.

Combinaciones	
Aconsejadas	*Desaconsejadas*
legumbres, apio, berenjenas, calabacines, setas, lechuga	fruta, leche

ALTRAMUZ

Calorías	106	Colesterol	0
Prótidos 16,4	*Lípidos* 2,4	*Glúcidos* 7,2	

Es una planta herbácea de la familia de las leguminosas, usada como forraje en la alimentación del ganado.

Si sus semillas se destinan a la alimentación humana, deben someterse a un proceso que elimine los alcaloides, responsables de su sabor particularmente amargo.

Una prolongada inmersión en agua puede conseguir la eliminación de dicho sabor, puesto que comporta la pérdida de vitaminas solubles.

Combinaciones	
Aconsejadas	*Desaconsejadas*
legumbres, apio, berenjenas, endibias, lechuga, hinojo, alcachofas, calabacines, setas	fruta, mermeladas, leche

ALUBIA O JUDÍA SECA

Calorías	110	Colesterol	0
Prótidos 6,4	*Lípidos* 0,6	*Glúcidos* 20,7	

Contraindicada (sobre todo si no está triturada) en los casos de: enterocolitis, gastritis.

Es una planta herbácea de la familia de las leguminosas, originaria de América central, cuyos frutos, denominados vainas, contienen varias semillas diversamente coloreadas y de cáscara resistente. Se cultiva en primavera y en verano. Existen diversas variedades, que se distinguen por el tamaño y la forma de la semilla.

Las alubias constituyen una valiosa y económica fuente de proteínas. Proporcionan, además, una moderada cantidad de hierro y el hecho de ser ricas en almidón las convierte en un alimento muy calórico.

Precisan estar en remojo durante algunas horas. Dicha operación permite el reblandecimiento de la cáscara de la semilla (responsable de la formación de aire intestinal) y, sobre todo, la supresión en ésta de las substancias que impiden la acción de la tripsina, una de las enzimas de la digestión.

Combinaciones	
Aconsejadas	*Desaconsejadas*
legumbres, acelgas, berenjenas, setas, achicoria, endibias, lechuga, apio	fruta, leche, mermeladas

ANGOSTURA

Se trata de un bíter cuyo nombre proviene de la población venezolana Ciudad Bolívar, que antaño se llamaba, precisamente, Angostura.

En su preparación intervienen: ron, clavo, canela, nuez moscada, piel de naranja y limón, ciruelas machacadas con el hueso y quinina.

Si en un principio era utilizado como febrífugo, hoy es un elemento muy habitual en la preparación de cócteles.

ANGUILA

Calorías 264	Colesterol 142
Prótidos 11,8 *Lípidos* 23,7 *Glúcidos* 0,1	

Por su riqueza en colesterol, grasas y purina, la carne de anguila debe ser consumida con moderación.

La anguila, *Anguilla anguilla*, comparte las características del pez de agua dulce y del pez de agua salada. De forma alargada y cilíndrica, su dorso es negruzco con reflejos amarillos y su vientre, gris. A los ejemplares mayores se les denomina agujones.

La carne de anguila, aunque especialmente apetitosa y delicada, no es fácilmente digerible debido a su contenido en grasas. De hecho, la anguila es uno de los pescados más grasos. Los modos de cocinarla influyen enormemente en el proceso de digestión de sus carnes. Se recomienda asarla, puesto que ello permite que la carne se haga en su propia grasa. Antes de cocinarla, normalmente se le saca la piel, que es muy viscosa. Se puede pelar con facilidad practicando un corte debajo de la cabeza, separando la piel al-gunos centímetros, y arrancándola del cuerpo hasta llegar a la cola.

Combinaciones	
Aconsejadas	*Desaconsejadas*
hortalizas	fruta, miel, leche

ANÍS

El anís, *Ilicum verum*, es una planta pequeña originaria del Mediterráneo oriental. Se aprovechan sus frutos maduros y secos. El componente típico que dota la esencia de su aroma peculiar es el anetol.

Los frutos y la esencia se destinan a la preparación de jarabes, confituras y repostería en general. El saúco es un licor a base de anís, obtenido de la maceración en alcohol de los frutos y de la posterior destilación del líquido alcohólico aromatizado.

En todos los países mediterráneos existen bebidas alcohólicas en cuya elaboración ha intervenido el anís.

En Francia se fabrica el célebre Pernod y otras bebidas denominadas genéricamente con el nombre de *pastis*, así como el licor dulce llamado *anisette*; en Grecia y en Turquía son famosos el *ouzo* y el *raki*.

Todas ellas, al alargarse generalmente con agua, adoptan un peculiar aspecto lechoso debido a la presencia de substancias insolubles en el agua.

APIO

Calorías	22	Colesterol	0
Prótidos 2,3	*Lípidos* 0,2	*Glúcidos* 2,4	

El apio, *Apium graveolens*, es una planta herbácea de la familia de las umbelíferas.

De la variedad dulce se comen los largos tallos carnosos, mientras que de la variedad *rapaceum* se aprovechan sólo las raíces.

El olor del apio es muy perfumado por la presencia de un aceite esencial. El que mayormente se consume aderezado con sal, aceite y pimienta es el denominado de las costillas blancas; el apio verde se destina a la aromatización de distintos platos.

Combinaciones	
Aconsejadas	*Desaconsejadas*
quesos, pescados y carnes, despojos, huevos, mantequilla, aceite, hortalizas	leche

ARÁNDANO

Calorías	41	Colesterol	0
Prótidos 0,6	*Lípidos* 0,4	*Glúcidos* 10,1	

Contraindicado en los casos de: gastritis hiperclorhídrica.

Es la baya del *Vaccinium mirtyllus*, un arbusto extendido por los bosques.

Su sabor y aroma son muy fuertes.

Las vitaminas C y A se encuentran en cantidades discretas.

Se emplea en la preparación de mermeladas.

Combinaciones	
Aconsejadas	*Desaconsejadas*
miel, quesos, pescados y carnes no grasos, cítricos, manzanas, peras, kiwis, melocotones, albaricoques, plátanos, dátiles	mermeladas, quesos, pescados y carnes grasos, despojos, huevos, aceite, mantequilla, nata, cereales y derivados, patatas, leche, legumbres

ARENQUE

Calorías	179	Colesterol	70
Prótidos 17,7		*Lípidos* 11,5	*Glúcidos* 0

Contraindicado en los casos de: uricemia, gota, hipertensión.

Es un pescado graso, característico del mar del Norte, consumido preferentemente salado o ahumado. Ambos métodos de conservación, por una parte, reducen el porcentaje de agua en las carnes, por otra, aumentan notablemente su contenido en sodio. Por ello, el arenque preparado de esta manera no es recomendable en los casos de hipertensión.

Su capacidad de digestión es escasa.

Combinaciones	
Aconsejadas	*Desaconsejadas*
hortalizas	fruta, leche, miel, mermeladas

ARMAGNAC

Es un aguardiente de vino producido en la zona del mismo nombre del departamento francés de Gers. El destilado envejece en barriles de encina negra, donde adquiere sus peculiares características.

Es, respecto al coñac, más denso y seco.

Su graduación se sitúa alrededor de los 40-43° y su poder calórico es de, aproximadamente, 2.400 calorías por litro.

ARROZ

Calorías	362	Colesterol	0
Prótidos 7	*Lípidos* 0,6	*Glúcidos* 87,6	

El arroz es un cereal originario de los países orientales, donde desempeña la función de alimento base en la dieta de numerosos pueblos.

Alejandro Magno lo trajo a Europa y los árabes introdujeron su cultivo, en el siglo VIII, en Sicilia.

De la clase *Oryza sativa*, que es la más cultivada, existen multitud de variedades.

Respecto al resto de los cereales, posee una mayor cantidad de almidón y destaca porque se digiere fácilmente y porque sus proteínas tienen mayor valor biológico.

Su contenido en vitaminas del grupo B es notable, y su poder calórico, elevado.

De todas maneras, el valor nutritivo del producto que llega a nuestra mesa, el arroz brillante, es bajo, puesto que los procesos de elaboración determinan una pérdida de vitaminas, sales minerales, especialmente hierro y calcio, y también proteínas, substancias contenidas en el grano procedente de la trilla, que conserva todavía su cáscara.

ELABORACIÓN DEL ARROZ

Incluye las siguientes fases:

— descascarillado: eliminación de la cáscara que recubre la cariópside; así se obtiene el llamado arroz integral;
— blanqueamiento: eliminación de la película que lo recubre; junto con ella se suprimen también las capas más externas del grano, que son las que contienen una mayor cantidad de vitaminas y sales minerales;

— lustre: los granos de arroz se cepillan y se recubren de un baño de aceite que los satina; se obtiene el arroz refinado;
— limpieza: el arroz es tratado con glucosa y talco, a fin de abrillantarlo; se obtiene el arroz de uso común.

CARACTERÍSTICAS COMERCIALES

El arroz refinado se agrupa en cuatro categorías:

— arroz común: de grano corto y pequeño;
— arroz semifino: de grano semilargo;
— arroz fino: de grano mayor y más largo;
— arroz superfino: de grano muy largo y grande;

En el mercado también pueden encontrarse el arroz *parboiled*, el enriquecido y el precocinado.

El valor nutritivo del arroz *parboiled* es mayor que el del arroz refinado. De hecho, el grano se somete a un tratamiento al vapor que permite a las substancias nutritivas presentes en las capas externas del grano, que serán eliminadas en la ulterior refinación, pasar hacia el interior y permanecer en el grano que va a ser consumido. Además, el arroz *parboiled* tiene la ventaja de ser más resistente a la cocción; es decir, queda, como la pasta, *al dente*.

El arroz enriquecido es un arroz refinado al cual se le han añadido granos recubiertos de una solución de vitaminas.

El arroz precocinado se somete a un tratamiento parecido al del arroz *parboiled*. La gran diferencia es que dicho tratamiento se realiza en el grano ya refinado, por lo que se produce una posterior disminución del valor nutritivo del arroz.

VALOR NUTRITIVO

El arroz común posee un alto contenido en glúcidos y, por lo tanto, un elevado poder calórico, un bajo porcentaje de lípidos y una modesta cantidad de proteínas.

En general, su valor nutritivo es bajo.

Sin duda alguna el arroz más nutritivo es el integral, cuyo contenido en vitaminas, sales minerales, lípidos y fibra es mayor.

Sin embargo, su capacidad de digestión y conservación son menores, precisamente por su mayor contenido en grasas.

El arroz integral, por otro lado, ejerce una acción positiva sobre el tránsito intestinal, debido a la presencia de fibra indigerible.

El arroz *parboiled* es sin duda el más recomendable, dada su mayor riqueza de principios nutritivos y sus mejores condiciones de conservación.

Combinaciones	
Aconsejadas	*Desaconsejadas*
cereales y derivados, patatas, hortalizas	fruta, quesos, carnes y pescados no grasos, mermeladas

ATÚN

Atún fresco

Calorías	158	Colesterol	65

Prótidos 21,5   *Lípidos* 8   *Glúcidos* 0

Atún en aceite

Calorías	258	Colesterol	65

Prótidos 22,8   *Lípidos* 18,5   *Glúcidos* 0

Contraindicado en los casos de: uricemia, gota.

Existen numerosas especies de pescados que comparten este nombre.

La especie más conocida es el *Thunnus thynnus*, presente en el Mediterráneo y en el Atlántico, que vive generalmente en aguas profundas y que se aproxima a la costa en primavera para depositar sus huevos.

La carne de este pescado semigraso, cuyas virtudes organolépticas son muy conocidas, es rica en proteínas, sobre todo la perteneciente a la zona ventral. El consumo de atún en aceite o en salmuera, aparte, obviamente, del fresco, está muy extendido.

El valor calórico del atún en conserva es superior al del atún fresco, teniendo en cuenta el aceite en que se encuentra sumergido aquél. Dicho producto no es aconsejable en los casos de hipercolesterolemia y arterioesclerosis. Por otro lado, para saber si es de buena calidad, debemos fijarnos en el aceite, que debe ser límpido, y en la carne, que debe ser compacta.

El alto contenido en sodio del atún en salmuera hace que éste sea desaconsejable en la alimentación de los hipertensos.

ATÚN EN CONSERVA

La preparación del atún en conserva pasa por las siguientes etapas:

— se eliminan las vísceras de los pescados frescos, a los que se desangra, o se descongelan los pescados congelados;
— la carne se cuece al vapor;
— se trocea la carne y se van llenando las latas; las partes que quedan de esta operación se destinan a productos de segunda categoría; la integridad de los pedazos es uno de los factores que nos ayudan a reconocer la calidad de un producto enlatado;

— se añade aceite de oliva o de cualquier otro tipo;
— se cierran las latas;
— se procede a la esterilización, a temperaturas que se sitúan alrededor de los 120 °C;
— el producto se deja en reposo durante algún tiempo para
que el aceite penetre en la carne y la reblandezca y
para que la sal se distribuya de una manera homogénea.

Un atún en conserva de calidad debe tener un color
homogéneo y su sabor y olor deben ser gratos; por otra parte,
tenemos que asegurarnos de que la consistencia de la carne
sea firme y tierna y de que no haya agua. Una lata de 100
gramos debería contener un trozo entero de atún.

Combinaciones	
Aconsejadas	*Desaconsejadas*
hortalizas	fruta, mermeladas, leche

AVELLANA

Calorías	625	Colesterol	0
Prótidos 13	*Lípidos* 62,9	*Glúcidos* 1,8	

**Contraindicada en los casos de: exceso de peso, gastritis,
enfermedades del hígado.**

La avellana es el fruto del *Corylis avellana*, un árbol perteneciente a la familia de las betuláceas, originario de Turquía.
La parte comestible es la semilla, recubierta por una
epidermis oscura y protegida por una cáscara leñosa.
Se comercializa con o sin la cáscara, o bien con o sin la
epidermis.

Se trata de un fruto oleoso dotado de un alto poder calórico. Se consume fresco, seco y tostado.

Combinaciones	
Aconsejadas	*Desaconsejadas*
hortalizas	fruta, mermeladas, leche

AVENA

Contraindicada en los casos de: colitis.

Es un cereal cultivado principalmente en las regiones de clima frío. Desde el punto de vista de la dietética, la avena se encuentra entre los cereales más ricos en substancias nutritivas.

Sin embargo, este aspecto positivo se ve mermado por el hecho de que su capacidad de digestión es escasa, debido a la presencia de una capa de celulosa fuertemente adherida a la cariópside.

La existencia de fitatos (sales del ácido fítico que disminuyen la absorción de calcio, fósforo y potasio) en cantidad elevada, representa otro factor negativo, pues hace que la avena no sea indicada en la alimentación de ancianos y niños.

La avena se consume preferentemente en copos o convertida en harina, que se añade a la de otros cereales.

El ingrediente base del *porridge*, un típico plato anglosajón, es la harina tostada de avena.

Combinaciones	
Aconsejadas	*Desaconsejadas*
cereales y derivados, patatas, legumbres, hortalizas	fruta, mermeladas, carnes, pescados y quesos no grasos

AZAFRÁN

Contraindicado en los casos de: hiperclorhidria.

El azafrán, *Crocus sativus*, es una planta herbácea de la familia de las iridáceas, originaria de Grecia o de Asia Menor, cultivada desde tiempos inmemoriales. Crece con facilidad en terrenos muy soleados y desecados.

Se cultiva en la mayor parte de los países mediterráneos, y su especia, que se obtiene de los estigmas de las flores desecadas al calor, es de perfume fuerte y de sabor amargo e intenso, debido a la presencia de un aceite esencial constituido por substancias amargas y colorantes.

Se emplea en la preparación de varios platos, como el arroz a la milanesa, la paella española y la *bouillabaisse*, una sopa de pescado característica de la riviera francesa.

Basta una pequeñísima cantidad de azafrán para dotar a estas comidas de un color y sabor muy peculiares.

Algunos dulces y licores también lo incluyen en su preparación.

Estimula las secreciones gástricas.

AZÚCAR

Con este nombre se designa la sacarosa, un disacárido compuesto por glucosa y fructosa muy extendido entre los vegetales. Se extrae de la caña de azúcar, *Saccharum officinarum*, y de la remolacha de azúcar, *Bieta vulgaris*, que lo contienen en, aproximadamente, un 18%.

De la rotura del tallo de la caña se obtiene un líquido azucarado que, una vez sometido a concentración y cristalización, produce un producto en bruto, de color marrón, que puede ser consumido directamente, o bien tras un proceso de refinación.

Por lo que a la remolacha se refiere, dicha substancia se encuentra en el líquido de las células de la raíz. La extracción se da, en este caso, por difusión. Para ello, se cortan las raíces en pequeñas tajadas y se colocan en recipientes cilíndricos (difusores), dentro de los cuales hay agua caliente que, en fases sucesivas, se va enriqueciendo progresivamente en azúcar. El líquido resultante es depurado con cal y anhídrido carbónico, evaporado y, finalmente, cristalizado.

Se obtiene un producto en bruto que, contrariamente a lo que sucede con la caña de azúcar, tiene que ser refinado antes de ser apto para el consumo. Prácticamente, en la composición del azúcar común interviene sólo la sacarosa pura.

El cultivo de la caña fue introducido en Europa por los árabes en el siglo VIII. Con todo, el consumo de azúcar estuvo reservado durante siglos a las mesas de las clases más acomodadas.

Sólo las mejoras en las técnicas de extracción y la introducción del cultivo de la remolacha de azúcar, consolidado en Europa en la segunda mitad del siglo XIX, lo han convertido en un alimento de uso corriente.

A lo largo de los últimos decenios se ha detectado un firme aumento de la diabetes, de las enfermedades cardiovasculares y de la obesidad en los países más ricos. Dado que este fenómeno se ha producido paralelamente al aumento del consumo de azúcar, numerosos especialistas han puesto en relación ambos factores.

Sin embargo, estudios recientes parecen negar este vínculo. En realidad, el problema se debe relacionar más con el   excesivo consumo de alimentos en general; es decir, de una cantidad de calorías superior a la que verdaderamente necesitamos, que a la ingestión de sacarosa por sí sola.

Al contrario, un consumo moderado de azúcar puede resultar beneficioso para nuestro organismo, especialmente si se trata de proporcionarle energía que se debe quemar en muy poco tiempo y que debe ayudar a soportar situaciones tales como los esfuerzos musculares intensos o de larga duración.

De hecho, la sacarosa, precisamente por su composición química simple, se hidroliza rápidamente en glucosa y fructosa, dos azúcares simples que, a su vez, son absorbidos con rapidez en la circulación de la sangre y puestos a disposición de las células para satisfacer sus necesidades energéticas.

Es preciso subrayar que el cerebro, el sistema nervioso central y los glóbulos rojos se valen sólo de la glucosa como fuente de energía.

Si nuestra alimentación no aporta cantidades suficien-tes de dicho azúcar simple, nuestro organismo es capaz   de obtenerlo de algunos aminoácidos que producen, sin embargo, substancias tóxicas, a la vez que desperdician otras cuya misión es normalmente la síntesis de nuevas   células.

En cuanto al suministro apropiado de glucosa a nuestro organismo, los glúcidos deberían abastecernos en, aproximadamente, un 60% del total de calorías diarias.

Un gramo de sacarosa proporciona 4 calorías y se aconseja no superar los 40-45 gramos, equivalentes a un 7% del total de calorías diarias.

Esta cantidad contempla, igualmente, la cantidad de sacarosa contenida en muchos alimentos, aunque no se ponga de manifiesto.

100 gramos de:	Sacarosa
mermelada	50 g
turrón	55 g
chocolate con leche	50 g

La sacarosa, además de satisfacer una exigencia energética, colma la necesidad de sabor dulce innata en el hombre y prevista biológicamente.

Por otro lado, el primer alimento del recién nacido, la leche materna, es de un sabor dulzón.

Es por este motivo que el azúcar está repleto de connotaciones psicológicas gratificantes.

EL AZÚCAR Y LA CARIES

La caries dental es el resultado de la erosión progresiva del esmalte que recubre los dientes, producida por substancias ácidas fabricadas por la flora bacteriana presente en la cavidad bucal. La acción de la flora bacteriana fermenta substancias como la sacarosa, por lo que ésta cumple una función importante en el desarrollo de la caries, aunque no represente el único factor determinante.

En realidad, la aparición de la caries está relacionada, asimismo, con una cierta predisposición individual, con una carencia de calcio y flúor en la dieta y, finalmente, con una falta de higiene dental.

El consumo de sacarosa no es, por tanto, el único factor de riesgo. Además, en otro orden de cosas existen alimentos como la miel y la mermelada, dotados de un poder corrosivo mucho mayor, puesto que quedan adheridos tenazmente a los dientes.

B

BACALAO

Calorías	122	Colesterol	82
Prótidos 29	*Lípidos* 0,7	*Glúcidos* 0	

Contraindicado en los casos de: hipertensión.

Designamos con este nombre la carne del bacalao conservada salada y prensada. En cuanto a su valor nutritivo, el porcentaje proteínico es elevado, mientras que es pobre en cantidad de grasa.

Durante las fases de preparación y cocción del bacalao seco, que comprenden el remojo y el uso de condimentos grasos, el poder nutritivo del alimento, listo para ser consumido, experimenta ciertas variaciones, principalmente en lo que se refiere a la cantidad de proteínas, que disminuye, y a la cantidad de lípidos, que aumenta.

Combinaciones	
Aconsejadas	*Desaconsejadas*
pescados no grasos, acelgas, alcachofas, brécol, setas, lechuga, endibia, achicoria, calabacines, judías tiernas, frutos secos	cereales y derivados, patatas, leche y legumbres

BAZO DE BUEY

Calorías	112	Colesterol	0
Prótidos 18,5	*Lípidos* 3,7	*Glúcidos* 0	

Contraindicado en los casos de: uricemia, gota.

La reducida cantidad de grasa y de tejido conjuntivo convierten este despojo en un alimento especialmente digerible e incluso apropiado para la alimentación de los ancianos y los niños. Es muy rico en hierro.

Combinaciones	
Aconsejadas	*Desaconsejadas*
carnes magras, manzanas, peras, melocotones, albaricoques, ciruelas, piña, plátanos, dátiles, acelgas, lechuga, apio, calabacines, berenjenas	cereales y derivados, patatas, leche, legumbres

BEBIDA

Las bebidas constituyen un nutrido grupo de alimentos líquidos que puede dividirse en dos subcategorías:

— bebidas alcohólicas (**véase: alcohol**);
— bebidas no alcohólicas.

BEBIDAS NO ALCOHÓLICAS

Incluye todos los alimentos líquidos carentes de alcohol, como por ejemplo los zumos de fruta y de hortalizas, las bebidas a base de fruta, las gaseosas, los aperitivos sin alcohol y los numerosísimos refrescos.

Zumos de fruta. En el mercado existen abundantes productos en cuya etiqueta leemos el nombre de una fruta.

Teniendo en cuenta que la cantidad de zumo obtenido puede variar, es importante hacer la siguiente distinción:

— los néctares de fruta están compuestos por zumo y pulpa, a los que se ha añadido agua agridulce y azúcar;
— los zumos naturales están compuestos por zumo de fruta al 100 %.

Desde el punto de vista de la nutrición, los zumos naturales son los productos mejores, ya que las vitaminas y las sales minerales originales se preservan en su mayor parte; los azúcares, que son los que contenía la fruta en un principio, resultan rápidamente asimilables.

Debido a su contenido en sales minerales y ácidos orgánicos, estas bebidas se prestan a suministrar energía rápidamente asimilable por nuestro organismo, al cual garantizan, además, el abastecimiento de las sales minerales que se pierden en abundancia durante la transpiración profusa. Así pues, los zumos naturales no sólo son bebidas típicas del deportista, sino que resultan beneficiosas para todos.

En cambio, el valor nutritivo de los néctares es mucho más bajo. El zumo de fruta se encuentra en menor cantidad y, por otra parte, se le añade una parte de sacarosa.

Refrescos. Pertenecen a este grupo las bebidas preparadas con agua, con o sin gas, y dispuestas en recipientes herméticamente cerrados. Son tan numerosas que resulta difícil clasificarlas. Entre sus componentes pueden encontrarse las substancias que siguen:

— zumo de fruta;
— sacarosa;

— ácido cítrico;
— extractos vegetales;
— partes de vegetales;
— infusiones de vegetales.

Se clasifican en este grupo, por ejemplo, las bebidas a base de fruta. La ley establece una cantidad mínima de zumo de fruta equivalente al 12% y un porcentaje de agua no superior al 90%.

En general, se trata de bebidas con un alto contenido en sacarosa y por lo tanto, calóricas y poco recomendables en las dietas de adelgazamiento. Por otra parte, las que contienen gas, como las colas sin descafeinar, ciertas naranjadas y limonadas o la gaseosa, están contraindicadas en todos los casos de hiperclorhidria.

La acidez de éstas se camufla con la presencia de substancias dulces y aromáticas. Tal vez nosotros no nos demos cuenta, pero nuestro estómago, en el cual aumenta la acidez derivada naturalmente de las secreciones ácidas, sí.

BERENJENA

Calorías	16	Colesterol	0
Prótidos 1,1	*Lípidos* 0,1	*Glúcidos* 2,6	

Es el fruto de la *Solanum melogena*, una planta perteneciente a la familia de las solanáceas y originaria de Asia, cuyo cultivo fue introducido por los árabes en Europa hacia el siglo VIII.

Su aspecto es el de una gran baya de forma oval o redondeada, de pulpa blanquísima.

El valor nutritivo de esta hortaliza es pobre.

Una piel lisa, intacta y de color intenso, unida a una firme consistencia, serán los criterios que nos indicarán la calidad de las berenjenas en el momento de su adquisición.

Combinaciones	
Aconsejadas	*Desaconsejadas*
cereales y derivados, patatas, legumbres, huevos, despojos, mantequilla, aceite, margarina, carnes, pescados y quesos grasos, hortalizas	leche

BERGAMOTA

Este agrio no es apto para el consumo humano.

Se trata de la lima producida por el bergamote, *Citrus bergamia*, un árbol de pequeño tamaño, cuya altura no supera los tres metros, de flores muy perfumadas y frutos esféricos de piel fina.

Su aceite esencial es empleado como materia prima en perfumería.

BERRO

Calorías 13,2		Colesterol 0
Prótidos 2,4	*Lípidos* 0,2	*Glúcidos* 1,6

Es una planta acuática, *Nasturtium officinalis*, perteneciente a la familia de las crucíferas.

Crece espontáneamente en los riachuelos y, en consecuencia, si las aguas están contaminadas, puede ser portador de substancias y bacterias patógenas.

En el pasado fue responsable de epidemias de tifus.

Hoy en día su cultivo se da en zonas cuyas aguas son puras.

Su contenido en vitaminas A y C es relevante.

El típico sabor acre y picante de las ensaladas preparadas con berro se debe a la presencia en las hojas de éste de determinados principios activos.

Combinaciones	
Aconsejadas	*Desaconsejadas*
hortalizas, cereales y derivados, quesos, pescados y carnes no grasos	fruta, leche, mermeladas

BERZA

Calorías	18	Colesterol	0
Prótidos 1,5	*Lípidos* 0,1	*Glúcidos* 3,3	

Contraindicada en los casos de: cálculos en las vías urinarias.

La berza, *Brassica oleracea*, variedad *sabauda*, es una planta anual perteneciente a la familia de las crucíferas.

Sus hojas, alargadas y arrugadas, de un intenso color verde en el exterior, y blanquecino en el interior, se unen para formar una especie de bola. Se come en ensalada, o bien cocida, aunque en este último caso se produce una disminución de vitamina C, presente en cantidades discretas en la hortaliza fresca. El gusto es perfumado, ligeramente amargo.

Su poder calórico es bajo, si bien es cierto que puede aumentar frita o cocinada con mantequilla.

El azufre, presente en un elevado porcentaje en la berza, es el causante del fuerte olor que desprende ésta durante su cocción.

Combinaciones	
Aconsejadas	*Desaconsejadas*
hortalizas, cereales y derivados, patatas, aceite, mantequilla, pescados y carnes no grasos, quesos	fruta, leche, mermeladas

BISTEC

Las piezas de vacuno de primera categoría son las mejores para bistec gracias a lo tierno de sus carnes, que se hacen rápidamente y no precisan de mucho condimento.

Al cuarto anterior pertenecen todas las partes de las cuales se obtiene el bistec.

Véase: carne

BIZCOCHO

Calorías	477	Colesterol	0
Prótidos 8,3	*Lípidos* 22,3	*Glúcidos* 60,9	

Contraindicado en los casos de: exceso de peso, diabetes.

Se trata de un producto de pastelería cocido al horno cuyos ingredientes son la harina, los huevos y el azúcar.

BOGAVANTE

Contraindicado en los casos de: uricemia, gota.

El bogavante, *Homarus vulgaris*, que puede llegar hasta los 50-60 cm de largo, es el crustáceo mediterráneo de mayor dimensión. Su caparazón, manchado y liso, es azul. En cuanto a la carne, aunque se asemeje a la de la más exquisita langosta, es, respecto a ésta, menos fuerte, y se consume, preferentemente, caliente.

Combinaciones	
Aconsejadas	*Desaconsejadas*
pescados no grasos, fruta, achicoria, setas, lechuga, endibias, calabacines	cereales y derivados, leche, legumbres

BOQUERÓN

Calorías	96	Colesterol	70
Prótidos 16,8	*Lípidos* 2,6	*Glúcidos* 1,5	

Se desaconseja su consumo a los niños; el producto en salmuera está contraindicado en caso de hipertensión.

El boquerón, *Engraulis encrasicholus*, es un pescado pequeño extendido por el Mediterráneo, el Atlántico y los mares del Norte. Pertenece al grupo de los denominados «pescados azules». Dicho nombre deriva del color de las escamas, azules con reflejos plateados, que recubren los costados y el vientre de estos peces. El boquerón frito, rebozado o asado resulta suculento.

Véase: pescado.

| Combinaciones ||
Aconsejadas	*Desaconsejadas*
setas, endibias, achicoria, lechuga, berenjenas, apio, calabacines, pepinos, alcachofas, judías tiernas, coliflor, brécol, frutos secos, plátanos, mangos, caquis, dátiles, manzanas, peras	cereales y derivados, patatas, castañas, leche, legumbres

BRANDY

Se designa con este nombre el aguardiente, de producción propia o importado, obtenido de la destilación del vino.

El envejecimiento en barriles de roble le confieren el *bouquet* y sabor que le son característicos.

Véase: aguardiente y alcohol.

BRÉCOL

Calorías	31	Colesterol	0
Prótidos 3,3	*Lípidos* 0,2	*Glúcidos* 4	

El consumo de esta hortaliza debería limitarse en caso de cálculos renales úricos.

El brécol, *Brassica oleracea*, variedad *cymosa* y variedad *botrylis* (brécol negro), es una hortaliza de la que se aprovecha la inflorescencia, formada por multitud de pequeños capullos.

Las hojas verde oscuro del broccoletto deben carecer de

manchas y ser de un color vivo; estas características, junto con la solidez de la inflorescencia, nos indican que la hortaliza es fresca.

El brécol negro, muy parecido a la coliflor, posee hojas muy dentadas de color verde oscuro e inflorescencia verde.

Combinaciones	
Aconsejadas	*Desaconsejadas*
cereales y derivados, legumbres, patatas, hortalizas, carnes, quesos y pescados, aceite, mantequilla	leche

BRIE

Calorías 263	Colesterol 100
Prótidos 17 *Lípidos* 21 *Glúcidos* 1,67	

Contraindicado en los casos de: hiperlipemia, hipercolesterolemia.

Es un queso graso de pasta cruda, elaborado con leche entera de vaca, y fabricado en la región del mismo nombre de la zona de París, concretamente en Meaux, Coulommiers y Melun.

Tras su maduración, que dura entre 3 y 4 meses, el queso, de pasta blanda, se presenta en forma cilíndrica.

Su digestibilidad es baja.

Combinaciones	
Aconsejadas	*Desaconsejadas*
hortalizas	fruta, leche, mermeladas

BÚFALO

Contraindicado en los casos de: uricemia, gota.

Es un animal perteneciente a la familia de los bóvidos, criado principalmente por su leche (es muy conocida la mozzarella), aunque, teniendo en cuenta el valor nutritivo de sus carnes, se le debería prestar una mayor atención.

Su carne es muy parecida a la del vacuno.

Si se le deja en reposo el tiempo suficiente, resulta bastante digerible.

Por lo que respecta a su composición química, **véase: ternero** .

Combinaciones	
Aconsejadas	*Desaconsejadas*
carnes magras, brécol, coliflor, setas, lechuga, achicoria, apio, calabacines, plátanos, manzanas, peras, melocotones	cereales y derivados, patatas, legumbres, leche

C

CABALLA

Calorías 172	Colesterol 80
Prótidos 17 *Lípidos* 11,1 *Glúcidos* 0	

Contraindicada en los casos de: digestión lenta, uricemia, gota.

La caballa, *Scomber scomber*, presente en toda la cuenca mediterránea, vive generalmente en aguas profundas y, entre mayo y septiembre, se aproxima a la costa en nutridos bancos.

Su carne, muy apreciada, es rica en grasas, lo que hace que su digestibilidad sea menor.

Combinaciones	
Aconsejadas	*Desaconsejadas*
hortalizas	fruta, mermeladas, leche

CABALLO

Calorías 113	Colesterol 59
Prótidos 21,7 *Lípidos* 2,7 *Glúcidos* 0,5	

Contraindicado en los casos de: uricemia, gota.

La carne de caballo es de color rojo oscuro, variable según la edad, la raza y el tipo de alimentación; en cuanto a su sabor, éste resulta dulzón, debido a la presencia de glicógeno, el azúcar de reserva de los animales. El valor nutritivo y comercial de los individuos viejos y desgastados por el trabajo es más bien escaso. Por el contrario, la carne de potro, como la de animales adultos criados especialmente para la producción de carne, entraña un valioso poder alimenticio.

La cantidad de proteínas es, de hecho, igual o incluso superior a la de la carne de vacuno, mientras que el porcentaje de grasas resulta mucho menor, por lo que 100 gramos de ésta suministra hasta 200 calorías, a la vez que la misma cantidad de aquélla proporciona poco más de 100. Su digestibilidad es excelente, y su contenido en hierro relevante.

Combinaciones	
Aconsejadas	*Desaconsejadas*
carnes magras, lechuga, endibias, berenjenas, apio, coliflor, setas, calabacines, achicoria, frutos secos, albaricoques, peras, kiwis, melocotones, ciruelas, plátanos, caquis	cereales y derivados, patatas, leche, legumbres

CABRITO

Calorías	127	Colesterol	78
Prótidos 19,2	*Lípidos* 17	*Glúcidos* 0,7	

Se designa con este nombre el macho de la cabra sacrificado antes de los dos meses de vida. La carne es de color rosa pálido, consistencia melosa y fibras finas; se asemeja mucho a la del cordero, aunque más magra y delicada.

La escasa presencia de tejido conjuntivo la convierte en una carne muy digerible.

Se encuentra en el mercado durante el período que va de abril a junio.

Combinaciones	
Aconsejadas	*Desaconsejadas*
carnes magras, alcachofas, judías tiernas, lechuga, endibias, achicoria, setas, apio, plátanos, caquis, albaricoques, manzanas, peras, melocotones, ciruelas, hinojo	cereales y derivados, patatas, castañas, leche, legumbres

CACAHUETE

Calorías	586	Colesterol	0
Prótidos 26	*Lípidos* 48,1	*Glúcidos* 12,2	

Contraindicado en los casos de: úlcera, colitis, exceso de peso, litiasis.

El cacahuete, *Arachis hypogena*, es una leguminosa característica de climas cálidos y húmedos. Se cultiva, principalmente, en zonas de África, América Latina y Asia. Proporciona uno de los mejores aceites de semilla, el cual soporta bien los fritos y el cocinado sin sufrir ningún tipo de alteración.

El cacahuete tostado constituye un fruto seco muy corriente, consumido al final de las comidas, o junto con aperitivos.

Ambos son alimentos de elevado poder energético gracias al alto porcentaje de grasas. Por otro lado, su contenido en hierro y proteínas resulta muy satisfactorio.

Combinaciones	
Aconsejadas	*Desaconsejadas*
hortalizas	fruta, azúcar, mermeladas, leche

CACAO PURO

Calorías	452	Colesterol	0
Prótidos 20,4	*Lípidos* 25,6	*Glúcidos* 35	

Contraindicado en los casos de: diabetes, arterioesclerosis, cálculos renales, exceso de peso.

El cacao se obtiene de las semillas fermentadas, tostadas y trituradas de la *Theobroma cacao*, una planta procedente de los valles del Orinoco y del Amazonas.

Los mayas fueron los primeros que la cultivaron, y hasta el siglo XVI, cuando fue traída por los españoles, no llegó a Europa.

Forma, junto con el café y el té, el grupo de los llamados «alimentos excitantes», pues contiene un derivado de la cafeína, la teobromina, que funciona como un estimulante del sistema nervioso central.

Sin embargo, a diferencia del café, no puede ser considerado únicamente como un «alimento excitante», dado que proporciona, igualmente, una notable cantidad de ca-   lorías. En consecuencia, lo consideraremos un alimento energético.

Dicha característica nutritiva está causada por la presencia de un alto porcentaje de lípidos (de los que se obtiene la manteca de cacao) en las semillas frescas (más del 50 % de su peso) y en la harina de cacao.

Mientras que el consumo de cacao puro no es muy habitual, sí lo es el de chocolate, obtenido de la mezcla de cacao en polvo, manteca de cacao, azúcar y otros ingredientes.

Combinaciones	
Aconsejadas	*Desaconsejadas*
hortalizas	leche y fruta en general

CAFÉ

Contraindicado en los casos de: hipertensión, enfermedades cardiovasculares, úlcera gastroduodenal, cálculos renales.

Los orígenes del café, sobre cuyo descubrimiento se cuentan numerosas historias fantásticas, se hallan envueltos en un aura de leyenda.

Se sabe que ya en el siglo VI se cultivaba en el Yemen, y que el primer café abierto al público se inauguró en la Meca en el siglo XV.

Se introdujo en Italia en el siglo XVII, desde donde se expandió por todo el continente.

Los granos del café provienen de las semillas de plantas de la familia de las rubiáceas, principalmente de la *Coffea arabica*, de la *Coffea robusta* y de la *Coffea liberica*, que son las especies más cultivadas.

La elaboración del café se desarrolla en primer lugar mediante la separación de las semillas de la pulpa del fruto, una especie de cereza, que las alberga. Después se desecan parcialmente antes de ser trasladadas a las industrias del café, donde se procede a su mezcla y torrefacción. Es precisamente durante la torrefacción que se dan las modificaciones químico-físicas responsables de las peculiaridades organolépticas del grano de café. Estas modificaciones consisten fundamentalmente en:

a) una carbonización de la celulosa y caramelización de los azúcares; así es como el café adquiere ese color característico, tan distinto del amarillo-verdoso original;

b) la formación de un aceite negruzco, el caffeone, responsable de su peculiar aroma;

c) una ligera pérdida de cafeína por evaporación.

El café que se consume en algunos países europeos proviene de granos tostados a altas temperaturas, y es precisamente por eso por lo que posee un porcentaje de cafeína menor que el que se encuentra en el café de otras naciones, donde la torrefacción se hace a temperaturas inferiores.

Durante la preparación del café se extraen, igualmente, otras substancias que contribuyen a la formación del aroma o que constituyen sus propiedades farmacológicas.

En cuanto a su valor nutritivo, es una bebida que carece de poder calórico (si no tenemos en cuenta, claro está, el azúcar añadido), y se clasifica como excitante por el efecto estimulante que ejerce la cafeína sobre el sistema nervioso central.

Por otra parte, es bien sabido que el café favorece la secreción de ácido clorhídrico en el estómago, y de jugos biliares, a la vez que aumenta el movimiento peristáltico intestinal.

Todas estas propiedades farmacológicas lo convierten en un alimento contraindicado en caso de hipertensión, enfermedades cardiovasculares y gástricas.

En cambio, el consumo moderado de café puede tener efectos positivos en las personas que no presentan estas enfermedades.

Resulta difícil precisar cantidades, ya que la composición de la bebida depende enormemente de la variedad de café y del modo de prepararla: una taza de café casero contiene aproximadamente 120 mg de cafeína, mientras que una taza de «espresso» puede contener 80 mg.

A título orientativo, consideraremos como aceptable una cantidad de café diaria equivalente a 3-4 tacitas.

CALABACÍN

Calorías	12	Colesterol	0
Prótidos 1,3	*Lípidos* 0,1	*Glúcidos* 1,4	

El calabacín, *Cucurbita pepo*, es una planta herbácea de la familia de las cucurbitáceas.

Originario de países tropicales, hoy el calabacín se cultiva también en países templados. Existen numerosas variedades, entre las que destacamos la verde, la verde estriada, y la estriada.

Verano y otoño son las mejores épocas para su adquisición. Por otra parte, son preferibles los ejemplares pequeños, al ser generalmente más sabrosos. La flor del calabacín es de un vistoso color amarillo; resulta excelente rebozada y frita.

Combinaciones	
Aconsejadas	*Desaconsejadas*
cereales y derivados, patatas, legumbres, quesos, carnes y pescados no grasos, aceite, mantequilla, hortalizas	leche

CALABAZA

Calorías	18	Colesterol	0
Prótidos 1,1	*Lípidos* 0,1	*Glúcidos* 3,5	

La calabaza es una planta herbácea perteneciente a la familia de las cucurbitáceas. Se cultivan tres especies: la *Cucurbita pepo*, llamada también calabacín, la *Cucurbita maxima*, amarilla y de notable dimensión, y la *Cucurbita moschata*, de dimensiones más reducidas.

Se consumen cocidas, y cocinadas al vapor o hervidas resultan de fácil digestión.

Su aportación calórica es modesta.

Combinaciones	
Aconsejadas	*Desaconsejadas*
hortalizas, cereales y derivados, patatas, carnes, pescados y quesos grasos, mantequilla, aceite	fruta, mermeladas, leche

CALAMAR

Calorías	69	Colesterol	50
Prótidos 12,6	*Lípidos* 1,7	*Glúcidos* 0,7	

Contraindicado en los casos de: digestión lenta.

Es un molusco cefalópodo, es decir, que carece de caparazón externo y está dotado de un hueso interno que hace las funciones de sostén del cuerpo blando.

Generalmente se cocina frito, y si es pequeño puede consumirse entero; en caso contrario, se limpia y se corta en aros. La riqueza del tejido conjuntivo del calamar da a su carne una cierta consistencia.

Es muy rico en calcio y hierro.

Combinaciones	
Aconsejadas	*Desaconsejadas*
pescados no grasos, plátanos, dátiles, caquis, manzanas, peras, melocotones, fresas, kiwis, frutos secos	cereales y derivados, patatas, castañas, legumbres, leche

CALDO

Calorías: 20-30 cada 100 gramos.

Contraindicado en los casos de: gastritis hiperclorhídrica.

Es el líquido resultante de la cocción de carne o vegetales en agua. El caldo, ya sea animal o vegetal, no posee ningún poder nutritivo particular. En realidad, durante la cocción, se disuelven en el agua, principalmente, substancias aromáticas, extractos y una cantidad relevante de sa- les minerales, elementos todos ellos carentes de valor energético.

Las proteínas y los lípidos, así como las vitaminas, que además son perjudicadas en su mayor parte por el calor, se encuentran presentes en el caldo como residuos.

La acción reconstituyente que ejerce en nuestro organismo es, en realidad, lo que nos hace apreciarlo: una buena taza de caldo caliente, especialmente en los meses fríos, nos repone de las fatigas del día.

El hecho de que las substancias disueltas en él ejerzan una moderada acción estimulante de los jugos gástricos, lo convierten, además, en un alimento apropiado ante problemas digestivos causados por una deficitaria secreción gástrica.

Para preparar un buen caldo pondremos la carne en agua fría, pues ésta, al calentarse de forma gradual, penetra más facilmente en el interior de las fibras musculares, disolviendo eficazmente las substancias solubles.

El tiempo de cocción no debe superar el necesario para cocer la carne, o nos arriesgaremos a perder muchas de sus propiedades aromáticas.

En cuanto a la carne, y a título orientativo, bastan 400 gramos, aproximadamente, para cada litro de agua. Las mejores son, sin duda, la de ternera y buey.

Con el fin de no mermar las cualidades organolépticas de un buen caldo, es aconsejable no dejarlo en contacto con recipientes metálicos. Una vez preparado, debería verterse en un cacharro esmaltado o de porcelana.

CALLOS

Calorías 108	Colesterol 95
Prótidos 15,8 *Lípidos* 5 *Glúcidos* 0	

Contraindicados en los casos de: digestión lenta, hipercolesterolemia.

Los callos están constituidos por el estómago del buey o de la ternera. Según sea la parte del órgano utilizada se denomina de una manera u otra. De la tercera parte del estómago provienen los callos de estructura laminar.

Los callos, además de poseer un elevado valor nutritivo, resultan muy económicos. Su contenido en proteínas de elevado valor biológico es notable, y su porcentaje de lípidos es bajo. Su digestibilidad, sin embargo, no es de las mejores. El tanto por ciento de colesterol es alto.

Combinaciones	
Aconsejadas	*Desaconsejadas*
carnes magras, berenjenas, calabacines, endibias, lechuga, judías tiernas, piña, manzanas, peras, melocotones, fresas, kiwis, plátanos	cereales y derivados, patatas, leche, legumbres

CALVADOS

El calvados es un aguardiente de manzana producido en Normandía.

Su graduación se sitúa alrededor de los 40-45°.

Un litro proporciona, aproximadamente, 2.500 calorías.

Véase: aguardiente.

CAMEMBERT

Calorías	301	Colesterol	72
Prótidos 20,5	*Lípidos* 25,7	*Glúcidos* 0,9	

Contraindicado en los casos de: hiperlipemia, hipercolesterolemia.

El camembert, de origen francés, es un queso crudo de pasta blanda cuya típica zona de fabricación se sitúa en Normandía.
Se elabora con leche de vaca, generalmente entera. Dos meses de maduración son suficientes para iniciar su consumo.
De forma cilíndrica, está recubierto de una fina capa de moho blanco.

Combinaciones	
Aconsejadas	*Desaconsejadas*
quesos no grasos, acelgas, hinojo, col, lechuga, endibias, berenjenas, apio, setas, albaricoques, piña, kiwis, manzanas, peras, melocotones, ciruelas, plátanos, caquis, frutos secos	cereales y derivados, patatas, legumbres, leche

CANELA

Se trata de una especia extraída de un árbol, *Cinnamomum zeylanicum*, que crece y se cultiva en zonas tropicales de África y Asia.
Conocida en China ya en el 2500 a. de C., es una de las especias más antiguas.
Empleado como aromatizante en numerosos productos de pastelería. En los países árabes también sirve para perfumar

las carnes. Al respecto, hay que decir que su aceite esencial contiene fenol, substancia que impide la acción de las bacterias responsables de la putrefacción de la carne.

Su presentación comercial es en polvo o bien en trozos de forma abarquillada.

Se debe guardar en recipientes herméticamente cerrados.

CANGREJO

Contraindicado en los casos de: uricemia, gota, digestión lenta.

Es un crustáceo que vive enterrado en la arena.

Sus carnes, aunque magras, son poco digeribles, debido a la presencia de abundante tejido conjuntivo.

Véase: gamba.

CAPÓN

Contraindicado en los casos de: uricemia, gota.

Es el nombre que recibe el pollo castrado en edad temprana.

Sus carnes son más gustosas y suculentas que las del pollo, pues poseen un tanto por ciento elevado de grasas.

Véase: pollo.

CAQUI

Calorías	69	Colesterol	0
Prótidos 0,6	*Lípidos* 0,3	*Glúcidos* 16	

El árbol que da los caquis, el *Diospyros kaki*, se halla muy extendido en el área mediterránea. Sus frutos, de carne muy dulce y peculiar consistencia, cualidades ambas muy determinadas por el grado de madurez, son muy apreciados.

Como muestra de ello, los frutos que todavía están verdes tienen el típico sabor astringente que les proporciona el tanino, presente en cantidades elevadas.

Por otro lado, los caquis maduros ejercen una ligera acción laxante.

Combinaciones	
Aconsejadas	*Desaconsejadas*
frutos secos, quesos, pescados y carnes no grasos, albaricoques, manzanas, peras, plátanos, fresas, kiwis	cereales y derivados, patatas, legumbres, huevos, leche, pescados, carnes y quesos grasos, espárragos, col, pimientos

CARACOL

Calorías	70	Colesterol	0
Prótidos 12,9	*Lípidos* 1,7	*Glúcidos* 2	

Contraindicado en los casos de: digestión lenta y difícil.

Nombre que reciben diversas especies de moluscos gasterópodos, terrestres o marinos.

Ya los caracoles empezaron a formar parte de la alimentación humana en épocas remotas: se han encontrado conchas incluso en asentamientos de hombres primitivos.

Actualmente son relevantes, desde un punto de vista alimentario, estas cuatro especies:

a) *Helix pomatia*, llamada *borgogna*;

b) *Helix aspersa*, llamada, asimismo, *piccola grigia*;

c) *Helix lucorum*, un gran caracol gris;

d) *Achatina fulica*, un ejemplar muy grande de origen chino.

Valor nutritivo

La carne de caracol se caracteriza por ser muy proteínica y poco calórica.

Posee un porcentaje discreto de vitamina C y minerales, como el hierro, el calcio y el cobre.

A causa de la estructura elástica del tejido conjuntivo, que obstaculiza la acción de los jugos digestivos, la carne de caracol no es muy digestiva.

Preparación

Antes de su consumo los caracoles deben lavarse con esmero para eliminar cualquier residuo de tierra y de microbios; además, es necesario mantenerlos en ayunas durante algunos días con el fin de purgarlos de posibles substancias tóxicas, así como para mejorar su sabor.

Combinaciones	
Aconsejadas	*Desaconsejadas*
acelgas, hinojo, berenjenas, setas, apio, endibias, achicoria, calabacines, pescados no grasos, guindas, albaricoques, peras, manzanas, melocotones, fresas, plátanos	cereales y derivados, patatas, leche, legumbres

CARDAMOMO

El cardamomo, perteneciente a la familia de las cingiberáceas, es una planta perenne y silvestre que crece en las junglas de la India meridional. Se trata de un arbusto de, aproximadamente, 2 metros de altura, de hojas anchas con forma de lanza.

Sus semillas, aromáticas, son utilizadas en la elaboración de bebidas alcohólicas.

Es uno de los ingredientes del curry, y puede dotar a los platos de carne de un peculiar aroma si es empleado como aderezo.

Es destinado, igualmente, a las conservas en vinagre y a las anchoas en salmuera, a la vez que constituye un toque excelente en ponches y vinos aromáticos.

CARDO

Calorías	10	Colesterol	0
Prótidos 0,6	*Lípidos* 0,1	*Glúcidos* 1,7	

Hortaliza semejante a la alcachofa, de la familia de las compuestas, y de la que se aprovechan las hojas. Existe, asimismo, una variedad silvestre, con cuyas hojas espinosas se cardaba la lana.

Típicamente invernal, empieza a surgir en diciembre. Su apariencia es la de un gran apio blanco de largas costillas. Se venden distintas variedades de cardo: la de tronco compacto es mejor consumirla cruda; en cambio, la de tronco hueco, es preferible cocerla.

La hortaliza será fresca si las hojas son tiernas y firmes, y el tallo rígido, pero no leñoso.

Su composición química nos indica que se trata de una hortaliza poco energética.

Combinaciones	
Aconsejadas	*Desaconsejadas*
cereales y derivados, patatas, legumbres, carnes, pescados y quesos, huevos, hortalizas, aceite, mantequilla	leche

CARNE

Se llaman así las masas musculares y los tejidos que las acompañan (adiposo, conjuntivo, etc.) de las reses, de los animales de granja y de la caza. La importancia que se le da en la alimentación reside en el hecho de ser muy rica en proteínas y aminoácidos esenciales, de orígenes diversos, así como en hierro, al mismo tiempo que contiene fósforo y vitaminas del grupo B.

Recientes estudios, sin embargo, han puesto de manifiesto que un excesivo consumo de carne puede provocar trastornos en nuestra salud. En consecuencia, es aconsejable reducir el consumo y dar la preferencia a aquellas partes menos grasas.

REPOSO DE LA CARNE

En la carne de los animales sacrificados se instaura rápidamente el *rigor mortis*, producido por la contracción de las masas musculares. Éste alcanza su punto álgido a las 24-48 horas del degüello. Después, comienza una parcial y gradual destrucción de las proteínas musculares y del colágeno. A este fenómeno se le denomina reposo, y es fundamental en la formación del gusto, textura y jugosidad de la carne. Se produce en las cámaras frigoríficas, y su duración varía según el tipo de carne: en el caso de la de vacuno es de un mínimo de 5 días.

CARNES ROJAS Y CARNES BLANCAS

El color del músculo depende de la mioglobina presente en él. Se trata de una proteína que contiene hierro, parecida a la hemoglobina de la sangre. En las carnes de los animales jóvenes se encuentra en cantidades menores, por lo que éstas son claras o rosadas.

El peculiar color de la carne hecha se debe a la oxidación y polimerización de azúcares, proteínas y grasas.

De entre los distintos tipos de carne, la de vacuno representa el alimento cárnico más importante en la dieta del europeo medio.

Distinguimos 4 tipos:

— becerro: el animal es sacrificado joven (alrededor de los 4 meses); sus carnes son tiernas, pobres en proteínas y ricas en agua. A pesar de ello, es la clase de carne de vacuno más cara;
— ternero: el animal es sacrificado entre los 12 y los 18 meses de vida. Contiene un porcentaje mayor de proteínas;
— novillo: es el macho vacuno castrado a los 3 o 4 años, o la hembra de la misma edad que todavía no ha parido;
— vaca: es la hembra sacrificada cuando se considera terminado su período productivo; si está bien alimentada y aún es joven, proporciona una carne parecida a la del novillo.

CÓMO CONSERVAR LA CARNE EN CASA

Se introduce, sin previo lavado, en el frigorífico, asegurándonos de eliminar el papel que la envolvía en el momento de la compra. Es importante que le dé el aire, por lo que en lugar de meterla en un recipiente cerrado, es aconsejable cubrirla simplemente con papel para uso alimentario.

Si envolvemos la carne picada con papel de plata evitaremos el oscurecimiento de su superficie. De hecho, ésta se deteriora con gran rapidez, por lo que su conservación en el frigorífico no debe pasar de los dos días.

GUISADO

Mientras se guisa, en la carne se producen modificaciones directamente relacionadas con la temperatura a la que se ve sometida:

— cambios de color: la temperatura provoca la coagulación de la mioglobina y del resto de proteínas del músculo, con la consiguiente formación de un color que, de rosa, pasa a ser negruzco; contribuyen a esta transformación, igualmente, la combinación de los aminoácidos con los azúcares y, a temperaturas superiores, la caramelización de éstos;
— pérdida de peso: la eliminación de agua y grasas ocasiona una reducción de volumen y peso. Si tal disminución es anormal, hay que sospechar que el animal ha sido tratado con hormonas;
— coagulación de las proteínas del músculo: causante de un aumento de la consistencia de la carne;
— transformación del tejido conjuntivo: las altas temperaturas favorecen la licuefacción del tejido conjuntivo, con el consiguiente reblandecimiento de la carne.

CARNE ENLATADA

El hecho de no precisar de ningún tipo de preparación, es la explicación del relativo éxito que este producto ha obtenido entre los consumidores.

Sin embargo, si lo comparamos con la carne fresca, posee un valor nutritivo inferior, pues durante su elaboración industrial se pierden sales minerales, aminoácidos y vitaminas hidrosolubles.

La preparación de la carne enlatada comienza con la eliminación de los huesos, cartílagos, piel y grasa sobrante de cada una de las reses.

La carne, cortada en pedazos, es hervida, y sumergida a continuación en una salmuera compuesta por sal, nitratos, nitritos y varios aromas, a una temperatura de 50-60°. Una vez efectuada la salazón, se lava la carne con agua caliente, se corta en pedacitos, previa eliminación de las partes no adecuadas, y se enlata inmediatamente con el fin de evitar la formación de bolsas de aire que podrían alterar su color.

Las operaciones finales consisten en el cierre de las latas y la esterilización, a temperaturas comprendidas entre los 113 y los 116 °C. Tras un reposo de, como mínimo, 10 días, la carne está lista para ser consumida.

CARPA

Calorías 140		Colesterol 65
Prótidos 18,9	*Lípidos* 7,1	*Glúcidos* 0

Contraindicada en los casos de: uricemia, gota.

Es un pez de agua dulce que prefiere vivir en los ríos de curso lento y en los estanques.

Puede llegar al metro de largo, y pesar un kilo. De forma ovoidal y grandes escamas, su dorso es verdoso y el vientre y los lados amarillentos.

Sus carnes, blancas y firmes, pueden oler a barro, por lo que es aconsejable dejarlas en agua corriente antes de guisarlas.

Combinaciones	
Aconsejadas	*Desaconsejadas*
pescados blancos, albaricoques, manzanas, peras, kiwis, plátanos, setas, achicoria, lechuga, endibias, pepinos	cereales y derivados, patatas, legumbres, leche

CASTAÑA

Castaña fresca

Calorías 181	Colesterol 0
Prótidos 3,5 *Lípidos* 1,8 *Glúcidos* 42,4	

Castaña seca

Calorías 349	Colesterol 0
Prótidos 4,7 *Lípidos* 3 *Glúcidos* 89	

Contraindicada en los casos de: diabetes, colitis, digestión lenta, gastritis.

Las castañas son las semillas harinosas contenidas en el fruto de la *Castanea sativa*, un árbol muy extendido por las colinas.

Cuando el erizo envuelve una sola castaña, ésta, muy apreciada, es empleada en pastelería para la producción de *marrons glacés*. Para ello, las castañas son confitadas lentamente en almíbar.

Los dos cuadros relativos a la composición química de la castaña ponen claramente de manifiesto el carácter glucídico y altamente calórico de este alimento.

Las castañas se pueden consumir asadas (resultan menos digeribles), o cocidas en agua y sal. Se puede obtener, además, una harina para preparar polenta y gachas. La harina de castaña, aunque parecida a la dFel trigo, es menos digestiva por el tipo de almidón que contiene.

Su consumo puede ocasionar, además, cierta flatulencia.

Combinaciones	
Aconsejadas	*Desaconsejadas*
cereales y derivados, patatas, hortalizas	fruta, quesos, carnes y pescados no grasos, leche

CAVA

El *champagne*, producido en los departamentos franceses del Aube, de la Marne y del Aisne, es el vino espumoso más famoso del mundo.

El clásico método *champenoise*, responsable de la creación de su espuma, encarece notablemente el producto final al implicar una especial dedicación al vino, y el empleo de una nutrida mano de obra.

Se fermenta lentamente, y a bajas temperaturas el mosto de uvas seleccionadas, sin las pieles, hasta que se obtiene un vino blanco con una graduación de 10-11°. Tras el reposo invernal, se procede a su clarificación, a la vez que se le añade un jarabe de azúcar y levaduras seleccionadas.

Tras haberlo embotellado en las clásicas botellas de vidrio grueso, se almacena en bodegas durante 2-3 años y a una temperatura constante. Las botellas, colocadas en unos soportes especiales, son dispuestas boca abajo, lo que facilita el depósito de las levaduras en el tapón, y su regular retirada.

Terminada la fermentación, las botellas se descorchan rápidamente, tras haber sido enfriadas, con el fin de eliminar el tapón y las levaduras depositadas en él.

En este momento se vierte un líquido aromatizado, compuesto por azúcar y aguardiente, y la botella se cierra con un tapón reforzado por una redecilla metálica.

Al cava tipo brut no se le añade dicho licor.

El cava Blanc de Blancs es elaborado sólo con uva blanca, mientras que el Blanc de Noirs se fabrica sólo con uva negra.

La graduación es de 13-14°.

Un litro de cava suministra alrededor de 700 calorías.

CAVIAR

Calorías	253	Colesterol	300
Prótidos 18,9	*Lípidos* 18,8	*Glúcidos* 1,9	

Contraindicado en los casos de: uricemia, gota, hipertensión, hipercolesterolemia.

El caviar es un alimento carísimo constituido por las huevas del esturión hembra. Éstas son extraídas directamente del vientre del pescado, y conservadas en salazón.

El animal, inmediatamente después de haber sido pescado, es aturdido y destripado con el fin de extraer los ovarios, que se cortan en pequeñas partes: éstas, a continuación, se frotan contra un enrejado que permite que las huevas que vayan apareciendo caigan en un recipiente.

Los principales países productores son Irán y Rusia.

El caviar se vende granulado. El más caro es el que presenta las huevas enteras y separadas entre sí, mientras que el de menor coste se comercializa prensado.

Las huevas de los esturiones pescados en primavera constituyen el apreciado caviar *molossol*, cuya peculiaridad es la solidez de sus granos.

El caviar de calidad tiene que ser consistente, de color negro-grisáceo, y no producir olores amoniacales o sulfúreos.

El caviar rojo se obtiene de las huevas de salmónidos o ciprínidos.

Además de éstos, existen otros tipos de caviar, resultantes, en general, de la mezcla de huevas de esturión y huevas de otros pescados. Es el caso del caviar alemán del Elba, del americano y del italiano.

El caviar, a causa de su alto porcentaje en proteínas y grasas, puede ser considerado un alimento nutritivo. No obstante, las cantidades en que generalmente se consume hacen que dichas cualidades sean irrelevantes.

Combinaciones	
Aconsejadas	*Desaconsejadas*
hortalizas	fruta, leche y mermeladas

CAZA

Se clasifica de acuerdo con los dos grandes grupos de animales que viven en libertad:

— caza menor: o de animales pequeños (codornices, faisanes, perdices, tordos, chochas, liebres etc.);
— caza mayor: o de animales grandes (ciervos, rebecos, jabalíes, etc.).

El peculiar sabor de estas carnes las hace muy apreciadas.

Mientras que el de proteínas es, en general, superior al de los animales de granja, el porcentaje de grasas es menor, puesto que la masa muscular de la carne de caza carece prácticamente de grasa intermuscular. No obstante, no todas sus características nutritivas son tan positivas.

La dureza de las fibras musculares de estas carnes requiere un largo período de reposo para conseguir cierta digestibilidad que, a pesar de todo, resulta escasa.

Los animales, una vez destripados, permanecen en reposo en un ambiente fresco y ventilado. La aparición de manchas verdeantes en la piel indica que la fase de putrefacción ha comenzado, por lo que no se deberían consumir estas carnes, a no ser que se quiera sufrir una intoxicación.

El elevado porcentaje de extractos constituye el segundo factor negativo, puesto que si bien les proporciona su sabor característico, las convierte en un alimento contraindicado en caso de uricemia y gota.

De todas maneras, su valor nutritivo depende enormemente del modo en que son guisadas. El uso de condimentos grasos y abundantes especias va en detrimento de su digestión. Sin duda alguna, lo mejor es asarlas o ponerlas al horno, sin apenas añadirles grasas.

CEBADA

Calorías	373	Colesterol	0
Prótidos 10,4	*Lípidos* 1,4	*Glúcidos* 82,3	

Contraindicada en los casos de: enfermedad celíaca.

Se trata de un cereal escasamente destinado a la alimentación humana y utilizado, sobre todo, para la alimentación del ganado, la elaboración del whisky y la panificación.

Con el fin de hacerla apta al consumo humano, la cebada es sometida, en primer lugar, a un tratamiento parecido al empleado para la obtención del arroz brillante, al final del cual se obtiene la llamada cebada perlina.

La harina de este cereal puede añadirse a la del trigo y ser utilizada en la panificación, así como en la preparación de productos de repostería.

La malta, fruto de la germinación de las cariópsides de la cebada, constituye un alimento muy digestivo gracias a la hidrolización parcial de las proteínas y al almidón de aquélla.

Es elevado el contenido en fibra y fósforo.

Combinaciones	
Aconsejadas	*Desaconsejadas*
cereales y derivados, patatas, hortalizas	fruta, mermeladas, quesos, carnes y pescados no grasos, leche

CEBOLLA

Calorías	24		Colesterol	0
Prótidos 1	*Lípidos* 0	*Glúcidos* 5,2		

Aconsejada en caso de: hiperclorhidria.

Contraindicada en los casos de: gastritis, úlcera gastroduodenal.

La cebolla, que es el bulbo del *Allium cepa*, está formada por multitud de hojas carnosas superpuestas y recubiertas, en el exterior, por una especie de piel seca.

El característico sabor, más bien picante, se debe a una esencia volátil que contiene sulfuros de alilo y propilo y que, además, estimula la secreción gástrica.

En el mercado se encuentran tres tipos de cebollas: cebolletas, que se preparan en conserva, cebollas medianas y cebollas gigantes, como la Roja de Sicilia.

Los pedacitos de cebolla expuestos al aire tienden a adoptar un sabor rancio. Una buena idea para conservar cebolla picada en el frigorífico, al menos por un día, es cocinarla ligeramente con un poco de mantequilla.

Combinaciones	
Aconsejadas	*Desaconsejadas*
hortalizas, cereales, patatas, quesos, carnes y pescados grasos, huevos, aceite, mantequilla	fruta, mermeladas, leche

CENTENO

Calorías	350	Colesterol	0
Prótidos 9,4	*Lípidos* 1	*Glúcidos* 76	

Existen numerosas variedades de centeno, aunque la más cultivada es la *Secale cereale*.

Durante la Edad Media su cultivo superó, en difusión e importancia, al del trigo.

Su harina contiene cierta cantidad de gluten y es, en consecuencia, adecuada para la panificación. El pan, característico de los países nórdicos, es de buen sabor y de color más oscuro que el del trigo, pues la harina que se obtiene del centeno posee un porcentaje medio de celulosa. Su valor nutritivo, sin embargo, es menor que el del pan común. De hecho, aunque ambas harinas, la de trigo y la de centeno, son sometidas a un mismo grado de refinación, resulta más proteínica aquélla que ésta.

La presencia en la harina de centeno de un hongo, el *Claviceps purpurea*, ocasiona un tipo de envenenamiento denominado ergotismo, cuyos efectos se manifiestan mediante convulsiones y gangrena. A lo largo de la Edad Media, cuando este cereal representaba la base de la alimentación en numerosas regiones, se produjeron auténticas epidemias de ergotismo.

Combinaciones	
Aconsejadas	*Desaconsejadas*
cereales y derivados, legumbres, patatas, hortalizas	fruta, quesos, carnes y pescados no grasos, mermeladas

CERDO

Carne magra

Calorías	146	Colesterol	69
Prótidos 19,9	*Lípidos* 6,8	*Glúcidos* 0	

Carne grasa

Calorías	398	Colesterol	72
Prótidos 14,5	*Lípidos* 37,3	*Glúcidos* 0	

Contraindicado en los casos de: uricemia, gota.

El consumo excesivo de carne de cerdo grasa es desaconsejable incluso para las personas sanas, debido al alto contenido en lípidos que presenta. Su consumo debe ser, pues, moderado.

Muchos piensan que la carne de cerdo es un alimento muy graso, rico en colesterol y de difícil digestión.

En realidad, los cerdos criados con el fin de aprovechar sus mejores carnes proporcionan un producto fresco altamente proteínico y con un porcentaje de lípidos muy semejante al de la carne de vacuno.

Las carnes magras de cerdo y de vacuno tienen, prácticamente, el mismo valor calórico sin contar con que, respecto a la de vacuno, la de cerdo es más rica en vitaminas del grupo B.

En cuanto al colesterol, éste se encuentra en cantidades modestas.

Una de las virtudes de la carne porcina es su digestibilidad, gracias a la escasez de tejido conjuntivo.

En cambio las carnes de cerdo grasas, riquísimas en lípidos, son menos digeribles.

La elaboración de los embutidos se realiza con carnes provenientes de razas distintas de las que se crían para el consumo fresco. La principal peculiaridad de dichas carnes es su alto contenido en grasas, presentes en las infiltraciones adiposas en los músculos y también en la grasa que las recubre (tocino).

La probable presencia de múltiples y variados parásitos, como por ejemplo la tenia, aconseja el consumo de la carne de cerdo más hecha.

Combinaciones (referidas a la carne de cerdo magra)	
Aconsejadas	*Desaconsejadas*
carnes magras, albaricoques ciruelas, manzanas, peras, melocotones, fresas, piña, lechuga, endibias, setas, pepinos, coliflor	cereales y derivados, patatas, leche, legumbres

CEREALES

Los cereales son plantas herbáceas, pertenecientes a la familia de las gramináceas, cuyos frutos, llamados cariópsides, son utilizados como alimento. Constituyen la fuente más extendida y económica de energía. Gracias a ellos la humanidad satisface en más de un 50% sus exigencias energéticas.

Los siguientes factores señalan, sin embargo, que no se trata de alimentos completos:

— carecen de numerosas vitaminas;
— las proteínas que contienen no son las más aconsejables para la alimentación humana (están desprovistas de aminoácidos esenciales como la lisina, la metionina y el triptófano);
— su contenido en lípidos es bajo;
— el calcio se encuentra presente en pequeñas cantidades y, entre éste y el fósforo existe, además, una proporción inadecuada.

En consecuencia, los cereales no pueden constituir por sí solos la base de una alimentación correcta y equilibrada, sobre todo si se consumen después de su refinación industrial, que merma más, si cabe, sus principios nutritivos. Su valor alimenticio reside principalmente en el aporte de glúcidos, esenciales para el buen funcionamiento de nuestro organismo, pues una alimentación basada exclusivamente en lípidos y prótidos ocasiona rápidamente un estado de intoxicación metabólica.

En una dieta equilibrada los cereales deberían cubrir, aproximadamente, un 55-60% de la necesidad de calorías diarias, que vendría a equivaler a 300-400 gramos de glúcidos. Para tener una idea más precisa sobre esta cantidad, hay que pensar que 1/2 kilo de pan proporciona alrededor de 370 gramos de glúcidos, 400 gramos de arroz 320, y 100 gramos de pasta 75, aproximadamente.

Pero los glúcidos no sólo se encuentran en los cereales, sino también en las legumbres, patatas, castañas, frutos secos, repostería y, en menor medida, en la fruta fresca y en las hortalizas.

Los cereales más corrientes son el trigo, el maíz, la avena, el arroz, el centeno y el sorgo.

Véase: los distintos cereales y, además, almidón y fibra.

CEREZA

Calorías	48	Colesterol	0
Prótidos 0,8	*Lípidos* 0,1	*Glúcidos* 11,7	

Contraindicada en los casos de: gastritis hiperclorhídrica.

Es el fruto del *Prunus avium*, una especie arbórea de la familia de las rosáceas. La pulpa de la cereza común es muy dulce y jugosa, mientras que la variedad llamada guinda es más ácida y dura.

El consumo de esta fruta, fresca o en conserva, como mermelada, está muy extendido. El jugo de las cerezas maduras es un excelente alimento para los niños.

Seguir una dieta consistente en cerezas durante uno o dos días, tiene efectos antitóxicos, diuréticos y descongestio- nantes.

Por otra parte, el hueso de la cereza, que contiene substancias tóxicas, no debe ser masticado. De todos modos, si se traga entero no se produce ningún problema, ya que su recubrimiento leñoso no puede ser atacado por la acción de los enzimas digestivos.

Combinaciones	
Aconsejadas	*Desaconsejadas*
fruta en general, pescados y quesos no grasos	cereales y derivados, leche, patatas, legumbres, aceite, mantequilla, carnes, espárragos, espinacas, pimientos, zanahorias

CERVEZA

La cerveza es una bebida moderadamente alcohólica, conocida desde tiempos inmemoriales. La preparación comprende varias fases que comienzan con la elaboración de la malta.

Se hacen germinar las cariópsides de la cebada en un ambiente húmedo para, posteriormente, desecarlas a temperaturas cuya intensidad depende del tipo de cerveza que se quiera obtener. La malta tostada se destina a la fabricación de cervezas oscuras, mientras que para las cervezas claras la desecación se produce a temperaturas inferiores.

El responsable del característico gusto amargo de la cerveza es el lúpulo, con el que se hace hervir la malta, previa mezcla de ésta con agua caliente. A continuación, el líquido resultante es enfriado y filtrado, con el fin de eliminar las substancias sólidas presentes. Es entonces cuando se añaden las levaduras de la fermentación, que dura varios días. La última fase la constituye la maduración, durante la que se produce la clarificación de la cerveza y su saturación en anhídrido carbónico.

Las características de la cerveza varían de acuerdo con el tipo al que pertenezcan.

CERVEZA CLARA

a) *Lager*: aproximadamente un 3,5% de alcohol. Es la cerveza que se fabrica normalmente en nuestro país;

b)   *Danesa*: aproximadamente un 3,9% de alcohol;
c)   *Dortmund*: aproximadamente un 4,2% de alcohol;
d)   *Ale*: aproximadamente un 5,2% de alcohol.

CERVEZA OSCURA

a)   *Stout*: aproximadamente un 7% de alcohol.

La indicación sobre la graduación de la cerveza en las etiquetas dan cuenta de los grados medidos con el sacarímetro. Éstos se refieren al extracto, es decir, indican la cantidad de substancias sólidas disueltas en el líquido original. Sobre la base de la graduación del sacarímetro existe la siguiente clasificación:

— cerveza: graduación no inferior a 11;
— cerveza especial: graduación no inferior a 13;
— cerveza doble malta: graduación no inferior a 15.

La cerveza es una bebida energética con un notable contenido en vitamina B. Para saber si se trata de un buen producto, la espuma debe ser abundante y estable, de líquido límpido y ofrecer una combinación armónica del gusto amargo del lúpulo, dulce de los azúcares y ácido del anhídrido carbónico.

Las calorías que aporta la cerveza dependen, evidentemente, de su graduación (sobre todo). Una cerveza de aproximadamente 5 grados alcohólicos proporciona, por ejemplo, alrededor de 300 calorías por litro.

CICLAMINA

Pertenece al grupo de los edulcorantes sintéticos.
Endulza 30 veces más que el azúcar.
No tiene ningún valor nutritivo, y carece de poder calórico.

CIDRA

Es una planta perenne originaria de Asia y cultivada en las regiones de clima cálido y marítimo, cuya considerable necesidad de humedad puede ser proporcionada incluso mediante el riego.

Es un pequeño árbol espinoso, *Citrus medica*, cuyo fruto tiene el aspecto de un gran limón de corteza tosca.

Fue el primer fruto de la especie *Citrus* que llegó a Europa desde Asia.

La pulpa es acídula, escasa y de poco interés alimentario.

La cidra se destina principalmente para la aromatización de licores y para la preparación de pasteles, en cuyo caso su corteza almibarada constituye un ingrediente característico.

CIERVO

Está contraindicado en la alimentación de los dispépticos y los ancianos, y en caso de uricemia y gota.

Es un rumiante perteneciente a la familia de los cérvidos. En nuestro país lo encontraremos, en algunos casos, como especie protegida cuya caza está prohibida.

La composición de su carne, muy variable, se ve enormemente condicionada por el tipo de alimentación que haya seguido el animal.

Proporcionamos, a título orientativo, los siguientes valores medios:

calorías 119,8; prótidos 20,3; lípidos 3,7; glúcidos 0,6.

Su carne, muy sabrosa, es rica en extractos, aunque poco digerible, debido a la notable presencia de tejido conjuntivo.

Combinaciones	
Aconsejadas	*Desaconsejadas*
carnes magras, cardo, pepinos, judías tiernas, hinojo, apio, lechuga, berenjenas, guindas, manzanas, peras, ciruelas, melocotones, plátanos	cereales y derivados, patatas, legumbres

CIRUELA

Ciruela fresca

Calorías	36	Colesterol	0
Prótidos 0,5	*Lípidos* 0,1	*Glúcidos* 8,9	

Ciruela pasa

Calorías	177	Colesterol	0
Prótidos 2,2	*Lípidos* 0,5	*Glúcidos* 43,7	

Contraindicada en los casos de: hiperclorhidria.

Es el fruto del *Prunus domestica*, un árbol de la familia de las rosáceas originario del Cáucaso.

En botánica la ciruela constituye una drupa de tamaño variable, recubierta por una fina piel y de pulpa jugosa de diversos colores.

Puede ser consumida fresca, en mermelada, o como fruto seco.

Son numerosas las variedades cultivadas.

Existen, igualmente, especies cuyos frutos, de considerable tamaño, son destinados preferentemente a ser consumidos como ciruelas pasas. Es el caso de la *Stanley* y de la *Cali- fornia.*

En cuanto al valor nutritivo de dichas variedades, no existen entre ellas notables diferencias.

El hecho de que la ciruela contenga una substancia estimulante de los movimientos del intestino hace que posea cierto poder laxante. En la ciruela pasa, donde los distintos principios nutritivos se hallan concentrados, dicha substancia laxante está presente en cantidades mayores.

Combinaciones	
Aconsejadas	*Desaconsejadas*
cítricos, manzanas, peras, melocotones, fresas, kiwis, plátanos, carnes, pescados y quesos no grasos	mermeladas, cereales y derivados, legumbres, leche, quesos, carnes y pescados grasos, despojos, huevos, mantequilla, espárragos, zanahorias, pimientos, espinacas

CLARA DE HUEVO

Véase: huevo.

CLAVO

Se considera que el clavo es un irritante gástrico.

Son los botones florales del *Eugenia caryophyllata*, un árbol originario de las islas Molucas, secados al sol o en secaderos.

La condición de antiséptico del aceite esencial que contienen, muy aromático, hace que esta especia sea un producto apreciado por sus virtudes como conservante.

Se emplea en el aderezo de carnes y en la elaboración de pasteles, conservas y embutidos.

COCA-COLA

Calorías	40	Colesterol	0
Prótidos 0	*Lípidos* 0	*Glúcidos* 10	

Contraindicada en los casos de: gastritis hiperclorhídrica, úlcera gastroduodenal y dieta adelgazante.

Se trata de una bebida no alcohólica cuyos ingredientes son: agua, azúcar, anhídrido carbónico, ácido ortofosfórico, extractos vegetales, esencias naturales y cafeína.

Suministra alrededor de 40 calorías por decilitro (una lata de 33 cl proporciona aproximadamente 120 calorías). Su consumo debe ser moderado, con el fin de evitar un exceso de cafeína en nuestro organismo. Dicho elemento se encuentra presente en una proporción de, aproximadamente, 120 miligramos por litro. Como referencia, diremos que una tacita de café «espresso» contiene alrededor de 80 miligramos de cafeína.

COCO

Pulpa de coco

Calorías	338	Colesterol	0
Prótidos 3,6	*Lípidos* 35,2	*Glúcidos* 8,7	

Leche de coco

Calorías 227	Colesterol 0
Prótidos 2,3 *Lípidos* 23,8 *Glúcidos* 5,2	

Contraindicado en los casos de: dieta adelgazante.

Es el fruto del cocotero, *Cocos nucifera*, una palmera originaria de Malasia que en nuestros días se cultiva a lo largo de las costas de numerosos países tropicales.

Se aprovecha su pulpa y el líquido que contiene, al que se le llama leche de coco, destinado a la preparación de una bebida.

Ambos son alimentos caracterizados por un elevado porcentaje de lípidos y, en consecuencia, muy calóricos.

De la pulpa ya seca se extrae el aceite de coco, muy estable y rico en ácidos grasos saturados.

Muy útil como sucedáneo de la manteca de cacao en la elaboración del chocolate, así como en la de la margarina.

Combinaciones	
Aconsejadas	*Desaconsejadas*
hortalizas	pepinos, agrios, tomates, peras, manzanas, melocotones, albaricoques, fresas, kiwis

CODORNIZ

Calorías 168	Colesterol 90
Prótidos 25 *Lípidos* 6,8 *Glúcidos* 0	

Contraindicada en los casos de: uricemia, gota.

Es un ave de la familia de las Gallináceas, especie *Coturnix coturnix*. Se venden tanto ejemplares de caza como de granja.

Si bien su carne es fuerte, no resulta demasiado sabrosa.

Al contrario de lo que sucede con otras carnes de caza, no precisan de ningún reposo preliminar antes de ser guisadas.

Combinaciones	
Aconsejadas	*Desaconsejadas*
carnes magras, manzanas, peras, melocotones, kiwis, ciruelas, apio, calabacines, endibias, lechuga, berenjenas, setas	cereales y derivados, patatas, leche, legumbres

COL

Se llama con este nombre a un grupo de hortalizas provenientes de numerosas variedades de *Brassica oleracea*, perteneciente a la familia de las crucíferas.

Algunas variedades se recolectan en octubre; otras, precoces, en diciembre; y finalmente las tardías, cuando comienza la primavera.

La col se caracteriza por su reducido poder calórico y por un discreto contenido en sales minerales y vitaminas, especialmente en vitamina C.

La coliflor, las coles de Bruselas, el repollo, la col lombarda, la berza y el brécol son las variedades más cultivadas.

COL LOMBARDA

Calorías 20	Colesterol 0
Prótidos 1,9 *Lípidos* 0,2 *Glúcidos* 3,4	

Contraindicada en los casos de: cálculos en las vías urinarias.

Es un repollo de hojas compactas que, reunidas, forman una especie de bola de color púrpura oscuro.

Combinaciones	
Aconsejadas	*Desaconsejadas*
cereales y derivados, patatas, legumbres, quesos, carnes y pescados no grasos, aceite, mantequilla	leche

COLES DE BRUSELAS

Calorías 31	Colesterol 0
Prótidos 4,2 *Lípidos* 0,5 *Glúcidos* 4,3	

Contraindicadas en los casos de: cálculos en las vías urinarias.

A diferencia del resto de variedades de col, las coles de Bruselas, *Brassica oleracea* variedad *gemmifera*, tienen el tamaño de un huevo pequeño.

La parte comestible está constituida por pequeñas hojas de un verde intenso, que, estrechamente unidas entre sí, forman una especie de pelota.

El buen estado de la hortaliza nos lo indicarán el color y la consistencia de las hojas, brillantes y firmes.

Combinaciones	
Aconsejadas	*Desaconsejadas*
hortalizas, cereales y derivados, patatas, quesos, pescados y carnes, aceite, mantequilla	fruta, mermeladas, leche

COLIFLOR

Calorías 25	Colesterol 0
Prótidos 3,2 *Lípidos* 0,2 *Glúcidos* 2,7	

Contraindicada en los casos de: cálculos en las vías urinarias.

Es una planta herbácea, *Brassica oleracea* variedad *botrytis*, perteneciente a la familia de las crucíferas.

La inflorescencia, que es la parte comestible, es más bien grande, de color amarillo claro o blanquecino y rodeada de hojas verdes que no se comen.

Combinaciones	
Aconsejadas	*Desaconsejadas*
cereales y derivados, patatas, legumbres, carnes, quesos y pescados, huevos, mantequilla, aceite	leche

COLZA

Es una planta herbácea de la familia de las crucíferas. Su nombre botánico es *Brassica napus*, variedad *napobrassica*.

Se trata de un vegetal que precisa desarrollarse en climas fríos, pudiendo incluso soportar temperaturas muy bajas, cuyas raíces son consumidas como hortaliza.

Sus semillas se caracterizan por un alto contenido en aceite, alrededor de un 40%. La presencia de ácido erúcico, un ácido graso prácticamente ausente en el resto de aceites vegetales comestibles, distingue este aceite de los demás. Estudios toxicológicos realizados en animales de laboratorio han puesto de manifiesto la relación entre un elevado consumo de dicho ácido graso y una serie de modificaciones patológicas en el corazón, hígado y glándulas suprarrenales, además de un retraso en el crecimiento de estos animales.

El porcentaje máximo de ácido erúcico permitido en un aceite destinado a la alimentación humana se ha fijado en un 5%.

COMINO

Contraindicado en los casos de: hiperclorhidria.

Se designan con este nombre dos plantas herbáceas de la familia de las umbelíferas, de las cuales se aprovechan sus frutos aromáticos, cuyo sabor, fuerte y amargo, se debe a la presencia de un aceite esencial muy oloroso.

Muy presente en la elaboración de embutidos, salsas y pasteles. Se destina, asimismo, a la aromatización de licores, como el *Kümmel*. Es uno de los ingredientes esenciales del curry.

COÑAC

Sin duda alguna este aguardiente, fabricado en la región francesa de la Charente, es el más conocido.

Los vinos, ya fermentados, se destilan en alambiques de cobre que reciben el calor directamente de la llama. El producto de esta primera destilación rápida se somete a una segunda destilación más lenta.

Tras haber desechado la primera y la última parte, el destilado restante es añejado en toneles de roble. Esta fase es de suma importancia para la obtención de un producto de calidad. En este punto se da una evaporación parcial del alcohol y el coñac se impregna de substancias presentes en la madera: es así como el aguardiente adquiere un sabor ligeramente tánico y acídulo, así como ese aroma que le es tan peculiar.

Los aguardientes cuyo añejamiento ha durado cuatro años llevan las siguientes indicaciones: «V.O.», «V.S.O.P.» y «Reserve»; aquellos cuyo envejecimiento ha sido de más de 4 años reciben los nombres de «Napoleon», «Extra» y «Vieille Reserve».

La graduación es de, aproximadamente, 40 °C, y son alrededor de 2.400 las calorías proporcionadas por un litro.

CONEJO

Conejo semigraso

Calorías	150		Colesterol	71
Prótidos 21,2		*Lípidos* 6,6	*Glúcidos* 0	

Contraindicado en los casos de: uricemia, gota.

Las peculiaridades de la carne de conejo hacen de ésta uno de los mejores alimentos de origen animal. Se trata de una carne de fácil digestión, excelente sabor, y con un porcentaje bajo de grasas y colesterol.

Combinaciones	
Aconsejadas	*Desaconsejadas*
carnes magras, acelgas, apio, calabacines, lechuga, berenjenas, setas, albaricoques, cerezas, melocotones, ciruelas, manzanas, peras	cereales y derivados, patatas, legumbres, leche

CONFITURA

Véase: mermelada.

CONGELADO

La congelación es una técnica de conservación basada en la acción del frío. Las bajas temperaturas impiden el desarrollo de microorganismos, o incluso lo paralizan, a la vez que retrasan los procesos de autodegradación de los tejidos vegetales o animales.

De este modo los alimentos, sometidos siempre a la acción del frío, se pueden conservar durante largo tiempo.

La congelación y la refrigeración son técnicas conocidas y empleadas desde hace muchísimos años. Últimamente se ha consolidado un nuevo método, la ultracongelación, que consiste en un enfriamiento rápido del alimento (de 1 a 3 horas), crudo o cocido y ya colocado en el envase, a una temperatura de −18 °C, y el mantenimiento de dicha temperatura hasta el momento en que el producto es consumido.

A diferencia del alimento congelado, el ultracongelado se prepara en pequeñas porciones listas para el consumo: existe, pues, un proceso preliminar.

En el caso de los productos a base de pescado, se trata de la limpieza y preparación de filetes, palitos, etc.

Por lo que respecta a los productos vegetales, se hace indispensable un tratamiento que neutralice los enzimas naturales presentes en ellos, que podrían alterar el alimento en el curso de la conservación. El requisito de un buen congelado es que el alimento se encuentre en las mejores condiciones posibles.

Desempeña una función importantísima en esta técnica de conservación la llamada cadena del frío, es decir, el conjunto de operaciones de conservación y transporte que se dan entre la preparación del producto y su consumo. Consta de las siguientes fases:

Transporte desde el lugar de producción hasta los almacenes centrales, conservación en los mismos, transporte a los almacenes de distribución, conservación en los mismos, transporte a los locales de los detallistas, conservación, exposición y venta en los establecimientos de comestibles, y, finalmente, conservación en el congelador doméstico.

La cadena debe funcionar con eficacia y rapidez, pues en caso contrario, el producto puede sufrir algún tipo de degradación.

Si los procesos de producción y conservación se han llevado a cabo correctamente, los alimentos se distinguirán, por su calidad, del resto de productos congelados, pues tanto su valor nutritivo como sus características organolépticas serán prácticamente idénticos a los del alimento fresco.

Algunas sugerencias

Tal vez la fase más conflictiva de la cadena del frío, aunque se preste al control directo por parte del consumidor, sea la conservación del congelado en los establecimientos de comestibles. En el momento de la adquisición del producto, es conveniente averiguar el estado en que éste se encuentra.

Para saberlo, debemos asegurarnos de que la línea que indica la capacidad del congelador no sea superada, de que el hielo no cubra los envases y de que el termómetro marque una temperatura de, como mínimo, 18 °C.

Los grandes frigoríficos con puerta son los que más garantizan el mantenimiento de una determinada temperatura.

Los productos congelados pueden conservarse también en casa a una temperatura de, al menos, 18 °C; si no se dispone de un congelador, el congelado puede permanecer en la zona más fría del frigorífico, pero no más de 3 días. Por otro lado, el traslado del alimento hasta el hogar debería durar lo menos posible.

No hay que olvidar que una vez descongelado, el producto debe ser consumido, y que, si quedara algo, se debe evitar el congelarlo de nuevo.

En líneas generales, la descongelación debe producirse dentro del frigorífico.

Por lo que se refiere a las hortalizas y a la fruta, pueden descongelarse también calentándolas. En este caso, hay que tener en cuenta que el tiempo de cocción es, respecto al necesario para los productos frescos, inferior en 1/3 aproximadamente.

El tiempo necesario para la descongelación de carnes y pescados, que debe producirse dentro del frigorífico, depende del tamaño del alimento.

CONGELACIÓN Y ULTRACONGELACIÓN

La congelación, a diferencia de la ultracongelación, consiste en un lento enfriamiento cuya consecuencia es la formación de grandes cristales de hielo en las células y en los huecos intercelulares. El perjuicio que esto provoca en las membranas y paredes celulares ocasiona una pérdida de líquidos celulares en el momento de la descongelación. Como consecuencia, aparte de un reblandecimiento del alimento, se produce una disminución de su valor nutritivo, puesto que el jugo que pierde contiene aminoácidos, sales minerales, etc., disueltos.

La ultracongelación, por el contrario, causa la formación de minúsculos cristales de hielo que no dañan las estructuras celulares.

En consecuencia, el producto ultracongelado mantiene, sin apenas alterarlas, las cualidades organolépticas y nutritivas del alimento fresco.

Tiempo de conservación de algunos alimentos ultracongelados

Carne de vacuno o de cordero troceada	más de 12 meses
Carne picada de vacuno	entre 6 y 12 meses
Carne de cerdo	entre 6 y 12 meses
Carne picada de cerdo	entre 3 y 6 meses
Jamón en dulce en lonjas	hasta 3 meses
Jamón	entre 6 y 12 meses
Pescados crudos no grasos	entre 10 y 12 meses
Pescados crudos grasos	entre 6 y 8 meses
Aves de corral cocidas y sin vísceras	entre 6 y 12 meses
Espárragos, judías tiernas	entre 6 y 12 meses
Alubias, zanahorias, col	más de 12 meses
Pan	más de 12 meses

CONSERVA

Los alimentos están constituidos por substancias orgánicas susceptibles de ser alteradas con mayor o menor facilidad, que precisan de tratamientos especiales destinados a conservar durante tiempo sus características organolépticas y químico-físicas, así como su salubridad.

Son cuatro los causantes fundamentales de las alteraciones a las que se ven sometidos:

— **Acción de microorganismos** presentes de forma natural en el alimento, o existentes en el ambiente y contaminando a aquél;
— **Acción de las enzimas** presentes en el mismo alimento;
— **Reacciones químicas** ocasionadas por factores ambientales, como la luz y el oxígeno;
— **Variaciones en la cantidad de agua contenida** que provocan, en caso de pérdida, la ranciedad del alimento, y en caso de absorción, su reblandecimiento.

Ya en épocas remotas el hombre ha intentado poner remedio a la corta vida de los alimentos, con el fin de proveerse de comida ante los períodos de carestía.

La transformación de la leche en queso y en productos ácidos parecidos a nuestro yogur, así como la desecación del pescado, eran técnicas de conservación ampliamente utilizadas por los egipcios; los griegos, por otra parte, transformaban la carne de cerdo en jamón, y consumían grandes cantidades de pescado salado, o sumergido en vinagre; los romanos, finalmente, mediante la salmuera, conservaban carnes, hortalizas y hierbas.

En nuestros días la industria alimentaria pone a disposición del consumidor una amplia gama de alimentos en conserva que influyen notablemente sobre nuestros hábitos alimentarios. Hay que decir, al respecto, que no todos poseen el mismo grado de conservación. Se distinguen, de hecho, dos grandes clases de alimentos en conserva: las conservas y las semiconservas.

CONSERVAS ALIMENTARIAS

Se llama así a los alimentos que han sido sometidos a un tratamiento tecnológico, y se venden en recipientes herméticos. Se mantienen a temperatura ambiente durante mucho tiempo, a condición de que el bote no sufra ningún daño.

Se pueden dividir en dos grupos:

Conservados a través de un tratamiento exclusivamente térmico (esterilización)	*Conservados mediante tratamientos combinados (calor, acidez, azúcar, sal y conservantes añadidos)*
comida para bebés carne enlatada pescado enlatado leche de larga conservación guisantes envasados	anchoas en aceite, tomates enlatados, vino, cerveza, vinagre, leche en polvo, leche condensada, liofilizados, mermeladas, chocolates zumos de fruta

Los alimentos congelados y ultracongelados, que se pueden conservar igualmente durante largo tiempo, no pertenecen a este grupo, puesto que su conservación se produce a temperaturas muy bajas (aproximadamente −18°), y son consumidos inmediatamente después de ser descongelados.

SEMICONSERVAS

Estos productos han sido sometidos a un tratamiento tecnológico, pero no se mantienen iguales a lo largo del tiempo, y precisan ser conservados en condiciones controladas.

En un lugar fresco (10-12°) y seco	En el frigorífico
vino, jamón, salchichón, embutidos, quesos de pasta dura y semidura	leche, cremas, *puddings*, yogur, mantequilla, patés, tajadas envasadas al vacío, quesos, huevas de pescado

LA ETIQUETA

Dado que los alimentos en conserva se presentan generalmente en recipientes que no permiten ver su contenido, es de extrema importancia leer con atención la etiqueta, que debe dar cuenta de una serie de informaciones útiles para el consumidor:

— **los ingredientes**, cuyas cantidades están enumeradas decrecientemente;
— **los aditivos**, enumerados después de los ingredientes, y con su función especificada;
— **el peso**, indicado como peso neto, peso escurrido o cantidades de los distintos ingredientes que constituyen el producto (en los palitos de pescado, por ejemplo, se señala el tanto por ciento de pan rallado);
— **las condiciones de conservación**;
— **la duración**: se encuentra al final de frases del tipo «consumir preferentemente antes del fin de...» en el caso de productos susceptibles de ser alterados por la acción de microorganismos.

Los productos cuya conservación supera los 18 meses, sólo llevan el año de caducidad. En el caso de productos que se conservan más de tres meses, la etiqueta da cuenta del mes y del año, y si se trata de alimentos que caducan al cabo de tres meses, se indican el día y el mes.

Los productos cuya fecha de caducidad prevista ha sido superada, pueden no haber sufrido alteraciones, pero ya no se encuentran bajo la responsabilidad de la industria que los elaboró.

De todos modos, la totalidad de los productos enlatados y caducados ha de eliminarse, puesto que puede contener metales tóxicos presentes en la lata.

Igualmente, es de suma importancia que las latas oxidadas o hinchadas se desechen. Esto indica que el contenido se encuentra en malas condiciones, es decir, puede haber adquirido un color anormal, un sabor y olor desagradables, o contener gas causado por una fermentación.

Además del peligro que representa la eventual presencia de metales tóxicos en el alimento, existe la posibilidad de desarrollo del Botulino, un microorganismo que produce una toxina responsable de gravísimas intoxicaciones alimentarias. Es necesario precisar que, mientras que dicho riesgo es remoto en el caso de conservas industriales, el consumo de conservas domésticas preparadas sin la debida atención puede desembocar en ello. Los productos más peligrosos son todos los vegetales conservados en aceite.

No hay que olvidar que la misión del aceite es impedir el contacto con el oxígeno atmosférico y, por lo tanto, preservar el alimento contra el desarrollo de microorganismos que respiran. Sin embargo, existen bacterias, como el Botulino, que viven tranquilamente en condiciones anaeróbicas. La preparación de vegetales conservados en aceite exige su cocción preliminar en vinagre.

Por otro lado, es importante lavar con esmero los recipientes antes de utilizarlos, así como emplear nuevas arandelas de goma que garanticen un seguro precintado de los botes que se cierran mediante una pequeña palanca.

Si el conservante utilizado es el vinagre, conviene escoger un producto cuya acidez sea alta, pues de esta manera asegurará el mantenimiento de un ambiente ácido durante mucho tiempo.

La mermelada es uno de los productos que más se presta a la conserva doméstica. La preparación estará en condiciones de soportar el paso del tiempo sólo si la concentración de azúcar representa alrededor de un 60% del total.

Procediendo del modo indicado se crean condiciones favorables a la conservación del producto, al tiempo que lo protegen del desarrollo de microorganismos. El uso del azúcar en cantidades no apropiadas puede tener como consecuencia la aparición de mohos superficiales.

COPOS DE MAÍZ

Calorías 372	Colesterol 0
Prótidos 7,6 *Lípidos* 1 *Glúcidos* 85,2	

Se trata de un alimento muy energético, obtenido industrialmente de copos de maíz azucarados.

Véase: maíz.

Combinaciones	
Aconsejadas	*Desaconsejadas*
cereales y derivados, patatas, castañas, hortalizas	fruta, carnes, pescados y quesos no grasos

CORAZÓN

Corazón de buey

Calorías 197	Colesterol 140
Prótidos 19,3 *Lípidos* 13,3 *Glúcidos* 0,7	

Corazón de ternera

Calorías 124	Colesterol 140
Prótidos 10,6 *Lípidos* 9 *Glúcidos* 0	

Contraindicado en los casos de: gota, uricemia, hiperco-lesterolemia, arterioesclerosis.

Aun siendo el corazón un despojo dotado de un buen valor nutritivo, resulta, debido a la consistencia de sus fibras, muy compactas, y a su riqueza en tejido conjuntivo, poco digerible.

Combinaciones	
Aconsejadas	*Desaconsejadas*
carnes magras, frutos secos, plátanos, manzanas, peras, guindas, melocotones, ciruelas, apio, berenjenas, setas, lechuga	cereales y derivados, patatas, leche

CORDERO LECHAL

Calorías 105	Colesterol 71
Prótidos 20,8 *Lípidos* 2,4 *Glúcidos* 0	

Contraindicado en los casos de: uricemia, gota.

Es el cordero de menos de dos meses.

Sus carnes son tiernas, pero menos nutritivas que las del cordero de 3 o 4 meses que, además, resulta más económico.

Véase: cordero.

Combinaciones	
Aconsejadas	*Desaconsejadas*
setas, endibias, achicoria, lechuga, berenjenas, apio, calabacines, pepinos, alcachofas, judías tiernas, coliflor, brécol, frutos secos, plátanos, mangos, caquis, dátiles, manzanas, peras, melocotones	cereales y derivados, patatas, castañas, leche, legumbres

CORDERO

(Pierna)

Calorías 98		Colesterol 71
Prótidos 17,1	*Lípidos* 3,3	*Glúcidos* 0

Contraindicado en los casos de: uricemia, gota.

Su carne es tierna, de color blanco o rosado, con un buen contenido en proteínas y fácilmente digerible, especialmente si se hace asada. La cantidad de grasa varía, pudiendo llegar incluso a porcentajes muy altos (aproximadamente el 25 % en las partes más grasas).

La carne de cordero es apropiada para ser conservada o congelada.

Según la edad a la que es sacrificado el animal, distinguimos:

— el cordero lechal, sacrificado antes de los dos meses de vida;

— el cordero pascual, sacrificado entre los dos y los ocho meses.

Después de los 14 meses de vida, el cordero toma el nombre de carnero.

Combinaciones	
Aconsejadas	*Desaconsejadas*
hortalizas en general, frutos secos	fruta, miel, azúcar, leche

CORZO

Véase: caza.

CRACKER

Calorías	458	Colesterol	0
Prótidos 8,7	*Lípidos* 13,2	*Glúcidos* 75,8	

Contraindicado en los casos de: enfermedad celiaca.

Se trata de un producto compuesto por una masa de harina, agua, levadura de cerveza y grasas. Antes de ser horneada, la masa se aplasta hasta convertirse en una finísima lámina, que es troceada. En las dietas pobres en calorías, deben ser consumidos con cautela, pues resultan muy energéticos (contienen poquísima agua). Son más digeribles que el pan.

Combinaciones	
Aconsejadas	*Desaconsejadas*
cereales y derivados, patatas, legumbres	fruta, leche, quesos, carnes y pescados magros, mermeladas

COSTRA DE MERMELADA

Calorías	358	Colesterol	0
Prótidos 4,9	*Lípidos* 8,2	*Glúcidos* 65,5	

Contraindicada en los casos de: diabetes, exceso de peso.
Este alimento es una especie de empanada, recubierta de confitura y muy energética.

Combinaciones	
Aconsejadas	*Desaconsejadas*
cereales y derivados, patatas, legumbres	fruta, mermeladas, quesos, pescados y carnes no grasos, leche

CUBITO DE CALDO

Calorías	179	Colesterol	0
Prótidos 5,6	*Lípidos* 17,2	*Glúcidos* 0	

Es un derivado de la carne, constituido por caldo concentrado y aromatizado, al que se le añaden substancias grasas y sal antes del secado final que da como resultado un producto sólido, con el que se forman los cubitos.

Su riqueza en sales minerales, y, particularmente, en potasio, elemento que ejerce una benéfica acción estimulante en el organismo, hace que el caldo obtenido actúe como un vigorizante.

CÚRCUMA

La cúrcuma, *Curcuma longa*, es una planta originaria del sudeste asiático de cuyo rizoma cocido, secado al sol y pelado se extrae un polvo amarillo, cuyo empleo como colorante en la preparación de conservas en vinagre y mostazas está muy extendido.

Es uno de los ingredientes del curry.

CURRY

El nombre indica, de un modo genérico, un plato picante y condimentado de origen oriental. Sólo en la India ya existen centenares de variedades. El polvo de curry, ideado principalmente para el mercado europeo, apenas se utiliza en la cocina tradicional india, pues las cantidades de las distintas especias se encuentran en proporciones siempre iguales.

Los ingredientes más comunes del curry son: pimienta, pepinillo, clavo, comino, cilantro, jengibre, mostaza y cúrcuma.

CH

CHEDDAR

Calorías	381	Colesterol	70
Prótidos 25	*Lípidos* 31	*Glúcidos* 0,5	

Contraindicado en los casos de: hiperlipemia, hipercolesterolemia.

Este queso, producido en su mayor parte en Inglaterra y en los Estados Unidos, se elabora con leche entera de vaca.

Su pasta es cruda y dura, y su maduración oscila entre 2 y 5 meses.

Se vende bajo la típica forma cilíndrica.

No resulta muy digerible.

Combinaciones	
Aconsejadas	*Desaconsejadas*
hortalizas	fruta, mermeladas, leche

CHOCOLATE

Chocolate con leche

Calorías	564	Colesterol	74
Prótidos 8,9	*Lípidos* 37,9	*Glúcidos* 50,8	

Chocolate *gianduia*

Calorías	513	Colesterol	0
Prótidos 10,8	*Lípidos* 32	*Glúcidos* 48,4	

El chocolate es un alimento extraordinariamente energético, **contraindicado en los casos de: exceso de peso, diabetes, arterioesclerosis, problemas hepáticos, y cálculos renales.**

Debido a la presencia de teobromina, un principio activo parecido a la cafeína que estimula la percepción física y mental, se le considera un alimento «excitante».

El chocolate está compuesto por cacao molido, al que se añade azúcar, aromas y otros ingredientes, como la leche, las avellanas, el café, etc. Su peculiar consistencia se debe al largo proceso de homogeneización a que es sometida su pasta.

Combinaciones	
Aconsejadas	*Desaconsejadas*
azúcar, mermeladas	cereales y derivados, patatas, legumbres, huevos, pescados, carnes y quesos grasos, agrios, tomates, manzanas, peras, melocotones, fresas, espárragos, zanahorias, pimientos, berzas,

CHULETA

Se da este nombre a las tajadas de carne de vacuno o de cerdo hechas en la sartén o asadas.

Véase: ternero y cerdo.

D

DÁTIL

Dátil seco

Calorías	256	Colesterol	0
Prótidos 2,7	*Lípidos* 0,6	*Glúcidos* 63,1	

Contraindicado en los casos de: diabetes, colitis, gastritis.

El dátil es el fruto de la palmera datilera, *Phoenix dactylifera*. Es muy rico en glúcidos y fibra, aunque pobre en lípidos.

Combinaciones	
Aconsejadas	*Desaconsejadas*
quesos, carnes y pescados no grasos, plátanos, peras, melocotones, manzanas, ciruelas, fresas, kiwis	cereales y derivados, patatas, legumbres, leche, quesos, pescados y carnes grasos, huevos, lechuga, endibias, achicoria, setas, apio

DENTÓN

Calorías	79,1	Colesterol	65
Prótidos 16,7	*Lípidos* 3,5	*Glúcidos* 0,6	

En caso de uricemia o gota debe consumirse con moderación.

De este pescado de escamas plateadas y dorso azul, son característicos los colmillos, que sobresalen de ambas mandíbulas.

Se pesca principalmente durante los meses de verano, cuando se aproxima a la costa. En el Mediterráneo se encuentra la especie *Dentex dentex*. Sus carnes, semigrasas, son sabrosas y fuertes.

Combinaciones	
Aconsejadas	*Desaconsejadas*
pescados no grasos, plátano, caquis, manzanas, peras, melocotones, albaricoques, ciruelas, kiwis, fresas	cereales y derivados, patatas, legumbres, leche

DESPOJO

Reciben este nombre los órganos y otras partes que se extraen del animal sacrificado: corazón, pulmones, hígado, riñones, cerebro, lengua y algunas glándulas, como el timo, además de la cabeza y las extremidades.

Es una pena que su consumo no esté más extendido pues, si bien el consumidor prefiere el clásico bistec de ternera, u otras piezas de vacuno, se caracterizan por su elevado valor nutritivo. Los despojos pueden ser, de hecho, una valiosa fuente de proteínas de gran valor biológico, de vitaminas y de minerales (sobre todo hierro y fósforo).

En cuanto a su digestibilidad, el cerebro, el corazón y el pulmón son de difícil digestión, mientras que es fácil la del hígado, el bazo, los riñones y la lengua.

A pesar de todas sus propiedades, un decisivo factor en su contra es el elevado contenido en colesterol.

DORADA

Calorías	95,4	Colesterol	0
Prótidos 19,8	*Lípidos* 1,2	*Glúcidos* 0	

Contraindicada en los casos de: uricemia, gota.

El *Sparus aurata*, cuyo nombre común es dorada, es un pez presente prácticamente en todo el Mediterráneo.

Se caracteriza por tener escamas plateadas y por sus manchas, situadas dos a ambos lados de los ojos, y una en medio de éstos.

Sus carnes, no grasas, son muy apreciadas, además de caras.

La digestibilidad de este pescado es excelente.

Combinaciones	
Aconsejadas	*Desaconsejadas*
pescados no grasos, manzanas, peras, melocotones, albaricoques, fresas, piña, plátanos, acelgas, berenjenas, apio, lechuga	cereales y derivados, patatas, leche, legumbres

DRAMBUIE

Este licor escocés es el resultado de la mezcla de whisky, miel y hierbas aromáticas. Su graduación es de 40°, y las calorías suministradas por litro son, aproximadamente, 2.700.

E

EDAM

Calorías	306		Colesterol	102
Prótidos 26		*Lípidos* 22	*Glúcidos* 1	

Contraindicado en los casos de: hipercolesterolemia, hiperlipemia.

Es un queso originario de Holanda septentrional, elaborado con leche de vaca parcialmente descremada. Pertenece a la categoría de quesos de pasta semicocida. Tras una maduración de, aproximadamente, 2 meses, está ya listo para el consumo. De peculiar forma esférica, se presenta revestido por una capa de parafina. Su digestibilidad es escasa.

Combinaciones	
Aconsejadas	*Desaconsejadas*
quesos no grasos, plátanos, caquis, ciruelas, fresas, kiwis, peras, manzanas, melocotones	cereales y derivados, patatas, leche, legumbres

EMBUTIDO

Se da este nombre a los productos elaborados por la industria cárnica porcina, en cuya composición interviene una mezcla más o menos triturada e introducida en una envoltura de carne, grasa y condimentos.

Las envolturas naturales están constituidas por parte del intestino del cerdo, y del ganado vacuno, equino y ovino, por las vejigas del cerdo y del ganado vacuno, por la piel del tronco del cerdo y, finalmente, por el pericardio (tejido que envuelve el corazón) del ganado vacuno.

Las envolturas artificiales son de seda, lino o materiales sintéticos. Su empleo está limitado a la preparación de embutidos no crudos. En cuanto a los embutidos curados, sometidos a largos tratamientos de conservación y curación, juega un papel fundamental el grado de permeabilidad de la envoltura, que debe garantizar un contacto entre lo que contiene y el ambiente exterior. Hay que decir al respecto que son mejores las envolturas naturales.

Al grupo de los embutidos frescos, que se consumen hechos después de un período de 2-10 días en que se desprenden del agua y la humedad, pertenecen las salchichas.

Los distintos tipos de salchichón, particularmente aquellos que suelen consumirse crudos, se incluyen en el grupo de los embutidos curados. Éstos, tras secarse, se dejan curar durante algún tiempo. Existe, por fin, el grupo de los embutidos cocidos, cuyo máximo representante es la mortadela, aunque también la salchicha de francfort y el lacón pertenecen a dicha categoría. Estos embutidos se someten, antes o después de ser envueltos, a una cocción que puede ser completa o parcial, como en el caso de la mortadela y del lacón, para ser sometidos, seguidamente, a altas temperaturas por medio de vapor de agua.

Se trata en general de alimentos con altos porcentajes de grasas, notable contenido en proteínas, y de difícil digestión, factores que determinan el hecho de estar **contraindicados o** desaconsejados en los casos de: exceso de peso, enferme-dades hepáticas, hipercolesterolemia y arterioesclerosis.

Véase: los nombres de los distintos embutidos.

EMMENTAL

Calorías 404,6	Colesterol	92
Prótidos 28,5	*Lípidos* 30,6	*Glúcidos* 3,6

Contraindicado en los casos de: hipercolesterolemia, hiperlipemia.

Es un queso de pasta cocida, elaborado con leche entera de vaca. De forma cilíndrica, se comercializa tras una maduración que oscila entre los 6 y 8 meses.

Su característico lugar de producción es el valle suizo de Emmental. La digestibilidad es buena.

Combinaciones	
Aconsejadas	*Desaconsejadas*
hortalizas	fruta, mermeladas, leche

ENDIBIA

Véase: achicoria.

ENSALADA

Se llama así a las preparaciones alimentarias constituidas por hojas de hortalizas, y otras partes de las mismas, consumidas frescas y crudas, y eventualmente condimentadas con sal, aceite, vinagre y otras substancias aromatizantes.

Las ensaladas cumplen una función importante en nuestra alimentación como suministradoras de vitaminas (se encuentran ausentes sólo la D y la E), sales minerales (hierro, calcio, potasio, cobre, cinc), y fibra, muy valiosa en la regulación de las funciones intestinales. En cambio, su contenido en proteínas, lípidos y glúcidos es pobre; el hecho de que estén compuestas principalmente por agua (más del 90 %) hace que su poder calórico sea bajo, por lo que son aconsejadas en las dietas adelgazantes. Al respecto, hay que tener en cuenta la cantidad de aceite utilizada como condimento: puede ser conveniente substituirlo por vinagre o zumo de limón. No hay que abusar, además, del pan, que tanto apetece comer como acompañamiento de las ensaladas.

Con el fin de mantener inalterable su contenido en vitaminas y sales minerales, es preciso proceder a la eliminación de las partes no comestibles o marchitas, y a un correcto troceo.

La superficie de la hortaliza es generalmente la parte más rica en vitaminas y sales minerales.

Por ejemplo, en la zanahoria, la mayor concentración de niacina (vitamina PP), riboflavina (B_2) y tiamina (B_1), se halla en sus partes más periféricas; en la lechuga, la vitamina C, las del grupo B y el caroteno (del que nuestro organismo obtiene la vitamina A) se concentran en las hojas más externas.

Las operaciones de limpieza deben tener en cuenta dichas consideraciones o por el contrario se producirá una disminución del valor nutritivo de la ensalada.

Para reducir al máximo estas pérdidas, es de suma importancia escoger hortalizas frescas y en buen estado: las hojas deben ser tiesas, brillantes, y sin enmohecimiento alguno. Es necesario lavarlas con esmero, incluso las que estaban envasadas, sin reparar en el agua corriente empleada. A continuación, se procede a escurrir las hojas, con un centrifugador o mediante el tradicional sistema del cañamazo, y a reducirlas a trozos pequeños. Es preferible realizar esta operación a mano, pues ocasiona una pérdida menor de jugos y, por lo tanto, de elementos nutritivos.

Las ensaladas se conservan durante poco tiempo. Deben mantenerse a temperaturas de 4-8 °C, y guardarse de manera que se produzca la menor transpiración posible.

ERIZO DE MAR

El esqueleto de este animal, situado bajo la epidermis, está cubierto de púas que apuntan hacia el exterior.

Es muy corriente en todo el Mediterráneo. La especie más extendida es el *Paracentrotus lividus*, llamado erizo común. Vive en cuevas excavadas gracias a su movimiento rotatorio. La parte del erizo que se consume son las huevas existentes en el interior del esqueleto espinoso.

De valor nutritivo parecido al del mejillón, puede ser, al igual que éste, portador de peligrosas enfermedades infecciosas.

ESCORPINA

Calorías	81,8	Colesterol	65
Prótidos 16,2	*Lípidos* 1,4	*Glúcidos* 0,8	

Contraindicada en los casos de: uricemia, gota.

Este pez, de cabeza cubierta de escamas y boca llena de espinas, tiene un aspecto decididamente monstruoso. Vive preferentemente a lo largo del litoral y entre las rocas.

Existen varias especies de escorpina, cuyas carnes no son muy apreciadas.

Combinaciones	
Aconsejadas	*Desaconsejadas*
pescados no grasos, manzanas, peras, melocotones, ciruelas, fresas, kiwis, apio, calabacines, berenjenas, endibias, lechuga, setas	cereales y derivados, patatas, leche, legumbres

ESCORZONERA

Calorías	83,5	Colesterol	0
Prótidos 1,5	*Lípidos* 0,3	*Glúcidos* 20	

La escorzonera, *Scorzonera hispanica*, es una planta herbácea de la familia de las compuestas, que se recolecta y consume durante el invierno.

La parte que se aprovecha de ella como alimento es su raíz larga y carnosa, de pulpa compacta y sabor amargo.

Existe, igualmente, una variedad de color más claro denominada escorzonera blanca.

Las raíces se cocinan hervidas o fritas.

Combinaciones	
Aconsejadas	*Desaconsejadas*
carnes, quesos y pescados no grasos, plátanos, manzanas, peras, melocotones, ciruelas, fresas, kiwis	cereales y derivados, patatas, leche, legumbres, carnes, quesos y pescados grasos, espárragos, zanahorias, pimientos, espinacas

ESPÁRRAGO

Calorías	27	Colesterol	0
Prótidos 3,6	*Lípidos* 0,2	*Glúcidos* 2,9	

Contraindicado en los casos de: cálculos en las vías urinarias, insuficiencia renal aguda.

El *Asparagus officinalis* es una hortaliza primaveral ya apreciada por su gusto delicado en la antigüedad. La parte comestible son los extremos de los brotes que sobresalen de las raíces, profundamente hincadas en la tierra. Es una hortaliza poco calórica, de virtudes diuréticas, con un notable contenido en vitamina C y provitamina A, un porcentaje bajo de sodio y una discreta cantidad de potasio.

La variedad más extendida es el espárrago triguero. En La Rioja se cultiva también una variedad blanca, de mayor tamaño. Es vendido en manojos, y es así como se cuece al vapor, o en agua, tras haberlo limpiado de tierra y de partes no comestibles como la base, dura y leñosa.

Combinaciones	
Aconsejadas	*Desaconsejadas*
hortalizas, cereales y derivados, patatas, quesos, carnes y pescados no grasos, huevos, despojos	fruta, leche, mermeladas

ESPECIAS

Véase: hierbas aromáticas.

ESPINACA

Calorías 31	Colesterol 0
Prótidos 3,4 *Lípidos* 0,7 *Glúcidos* 3	

Contraindicada en los casos de: cálculos renales, hipertensión.

Es una planta perteneciente a la familia de las quenopodiáceas, *Spinacea olearia*, originaria del sudoeste de Asia.

De esta hortaliza se aprovechan, hervidas, las hojas triangulares, de color verde intenso y generalmente arrugadas, por lo que conviene lavarlas con esmero de la abundante tierra que llevan.

Su contenido en vitamina A, bajo la forma de sus precursores, es elevado; asimismo, es notable el porcentaje de yodo.

Hay que desmitificar la espinaca como valiosa fuente de hierro, infalible en el tratamiento de las anemias, pues lo cierto es que dicho elemento sí se encuentra en grandes cantidades, aunque apenas lo incorpora nuestro organismo. En casos como el nombrado son preferibles la carne y los despojos.

Combinaciones	
Aconsejadas	*Desaconsejadas*
hortalizas, cereales y derivados, carnes, quesos y pescados grasos, aceite, mantequilla, despojos, huevos	fruta, mermeladas, leche

ESTURIÓN

Calorías	106	Colesterol	65

Prótidos 13,1   *Lípidos* 5,6   *Glúcidos* 0,1

Contraindicado en los casos de: uricemia, gota.

Se trata de un pez marino que en el momento de la reproducción remonta los ríos, en los que desova. En Europa existen diversas especies de esturión.

De sus huevas se obtiene el caviar.

La carne de este pescado, perteneciente al grupo de las semigrasas, es muy estimada.

Combinaciones	
Aconsejadas	*Desaconsejadas*
pescados no grasos, manzanas, peras, melocotones, ciruelas, fresas, kiwis, plátanos, apio, calabacines, endibias, lechuga, berenjenas, setas	cereales y derivados, patatas, leche, legumbres

F

FAISÁN

Calorías	144	Colesterol	90
Prótidos 24,3	*Lípidos* 5,2	*Glúcidos* 0	

Contraindicado en los casos de: uricemia, gota.

El faisán es un ave perteneciente a la familia de los faisánidos, del orden de las gallináceas.

La carne, especialmente la de los ejemplares de caza, es muy sabrosa; por otra parte, la de las hembras resulta más tierna.

Combinaciones	
Aconsejadas	*Desaconsejadas*
piña, carnes magras, melocotones, peras, fresas, ciruelas, manzanas, plátanos, dátiles, acelgas, calabacines, apio, lechuga, setas	cereales y derivados, patatas, leche, legumbres

FARRA

Calorías	114	Colesterol	65
Prótidos 16	*Lípidos* 6	*Glúcidos* 0	

Es un pez de agua dulce que vive en los lagos.

Los ejemplares existentes en nuestros lagos son la farra azul y la farra blanca.

Su carne, muy apreciada por su excelente sabor, es semigrasa.

Combinaciones	
Aconsejadas	*Desaconsejadas*
pescados no grasos, manzanas, peras, melocotones, ciruelas, fresas, kiwis, plátanos, apio, calabacines, berenjenas, endibias, lechuga	cereales y derivados, patatas, leche, legumbres

FÉCULA

Recibe este nombre el almidón existente en los rizomas, tubérculos o tallos de diversas plantas. La fécula de patata se extrae mediante el secado de la patata común o de la dulce y de la eliminación del resto de sus componentes.

La tapioca es la fécula que se obtiene de la mandioca, un tubérculo procedente de América del sur.

La composición química de la fécula se caracteriza por la presencia de almidón en, aproximadamente, un 85%.

Su uso se destina a la fabricación de alcohol y a la pastelería.

FERNET

Este licor, de peculiar sabor amargo, es el resultado de la maceración en alcohol de diversas hierbas y raíces como, entre otras, la quina, el ruibarbo, la genciana y el áloe.

Su graduación es de 45°.
Suministra unas 2.800 calorías por litro.

FIBRA

En los alimentos de origen vegetal se encuentran substancias que, si bien no aportan calorías a nuestro organismo, juegan un papel fundamental en una dieta saludable. Éstas, de hecho, llevan a cabo una importante labor de prevención de numerosas dolencias relacionadas con nuestro estilo de vida y con nuestra alimentación, como son las enfermedades cardio-vasculares e intestinales.

Bajo este nombre se agrupan, principalmente, la celulosa, la hemicelulosa, las ligninas y las pectinas, substancias todas ellas presentes en las membranas celulares de los vegetales.

La fruta, las hortalizas, las legumbres y los cereales, sobre todo si son integrales, constituyen los principales abastecedores de fibra alimentaria.

El consumo de alimentos ricos en fibra tiene como consecuencia:

— una sensación de saciedad que no induce a la ingestión de un exceso de calorías;
— la duración mayor de la masticación y, en consecuencia, el aumento de la secreción gástrica, en beneficio de la digestión;
— una disminución de la ingestión de calorías, pues, aun tratándose de las mismas cantidades, los alimentos ricos en fibra son poco energéticos y menos calóricos que la carne o los pasteles, por ejemplo.

Las virtudes de la fibra, una vez ha llegado al intestino, son las siguientes:

— la celulosa, la hemicelulosa y las ligninas, al no disolverse en el agua, ejercen una acción mecánica de limpieza de las paredes intestinales: de esta manera cierta cantidad de colesterol y de sales biliares es eliminada;

— en cambio las pectinas, solubles en agua, forman en contacto con ella una masa gelatinosa que determina notablemente una sensación de saciedad, además de aumentar el volumen de las heces, cuyos efectos son la mayor rapidez de la evacuación y la disminución del tiempo que están en contacto con las substancias tóxicas, presentes naturalmente en las heces y en el intestino.

FILETE

A la parrilla está contraindicado en las gastritis.

Es la pieza de carne de vacuno más apreciada. Se obtiene del cuarto trasero y está formado por los músculos psoas e ilíaco, particularmente tiernos hasta el punto de permitir que el filete sea consumido crudo.

Si se hace a la parrilla resulta muy digerible.

FRAMBUESA

Calorías	30	Colesterol	0
Prótidos 1	*Lípidos* 0,6	*Glúcidos* 5,6	

Contraindicada en los casos de: uricemia, gota.

Es una planta espinosa, *Rubus idaeus*, perteneciente a la familia de las rosáceas. Crece en zonas montañosas, hasta los 1.500 metros de altura. El fruto está compuesto por multitud de carpelos pulposos que, una vez maduros, se separan fácilmente de la planta. El período comprendido entre los meses de julio y octubre es el más idóneo para su recogida. Es muy abundante en ácidos orgánicos y en vi-tamina C.

Además de ser consumido fresco, constituye la base de mermeladas y gelatinas.

Un consejo que hay que tener en cuenta cuando se elabora mermelada de frambuesa en casa es añadir alguna manzana, pues reduce el tiempo de cocción al dar cuerpo al preparado.

Combinaciones	
Aconsejadas	*Desaconsejadas*
agrios, manzanas, peras, melocotones, ciruelas, plátanos, kiwis, quesos, carnes y pescados no grasos	cereales y derivados, patatas, leche, legumbres, carnes, pescados y quesos grasos, huevos, mantequilla, aceite, espárragos, apio, zanahorias, pimientos, espinacas

FRESA

Calorías	27	Colesterol	0
Prótidos 0,9	*Lípidos* 0,4	*Glúcidos* 5,3	

Contraindicada en los casos de: alergia alimentaria, colitis y en la alimentación de los niños.

La fresa, *Fragaria vesca*, es una planta herbácea de pequeño tamaño perteneciente a la familia de las rosáceas.

La parte comestible está constituida por el abulta-miento del receptáculo floral; de color rojo intenso, pulposa y de dimensiones variables, en su superficie se encuentran una infinidad de pequeños aquenios, que son las semillas de la fresa y que, en el intestino, estimulan la evacuación.

Debido a la presencia de ácido cítrico, la pulpa, que contiene, además, grandes cantidades de vitamina C (más que las legumbres), tiene un sabor acídulo.

En el mercado encontramos, por una parte, los fresones, fruto de variedades conseguidas por hibridación con especies americanas, por otro, fresas salvajes, mucho más pequeñas, que crecen en zonas umbrías y en el mantillo de los bosques.

Antes de consumirlas, es necesario lavar las fresas cuidadosamente, pues al haber crecido en contacto con la tierra, podrían arrastrar consigo diversas substancias, como abonos, parasiticidas y bacterias.

Combinaciones	
Aconsejadas	*Desaconsejadas*
fruta, carne, pescados y quesos no grasos	cereales y derivados, patatas, leche, legumbres, nata, mantequilla, ajos, cebollas, zanahorias, berza, achicoria, pimientos

FRUTA

Dicho término designa, genéricamente, numerosos alimentos de origen vegetal que pueden ser reunidos en cuatro grandes categorías:

— fruta acídula: albaricoques, manzanas, peras, melocotones, naranjas, fresas, cerezas, ciruelas, uvas; la peculiaridad de estos frutos, una vez maduros, es la presencia de ácidos orgánicos (málico, tartárico, cítrico, etc.) en grandes cantidades;

— fruta dulce: caquis, dátiles, melón, sandía; se caracterizan por ser muy abundantes en azúcar;

— fruta harinosa: plátanos, castañas; contienen un tanto por ciento elevado de almidón;
— fruta oleaginosa: olivas, almendras, aguacates, cacahuetes; se trata de frutos ricos en lípidos.

COMPOSICIÓN QUÍMICA

Exceptuando a las oleaginosas, las frutas, en su mayor parte, son pobres en prótidos, y apenas contienen lípidos. Los glúcidos se encuentran presentes en cantidades variables, como almidón (plátano) o como azúcar simple (fructosa y glucosa).

En cuanto a la cantidad de agua, generalmente elevada, ésta depende de la fruta, y por lo que respecta a su aporte calórico, éste es modesto, si prescindimos de la harinosa y oleaginosa.

LA FRUTA Y LA DIETA

La primacía que tiene la fruta en nuestra alimentación obedece al hecho de abastecer a nuestro organismo de numerosos minerales y vitaminas.

Las fibras, cuya función es facilitar el tránsito intestinal (véase fibra) están representadas por la celulosa, la hemicelulosa y las substancias pécticas.

En lo que respecta a los minerales, la fruta contiene en diversa medida magnesio, cinc, hierro, calcio, fósforo y, sobre todo, potasio. El sodio, por el contrario, se encuentra casi ausente.

Aunque, en opinión general, toda la fruta debería ser un concentrado de vitaminas, hay que precisar que éstas no están presentes en igual medida en todas las frutas. El albaricoque, por ejemplo, es especialmente rico en vitamina A, aunque pobre en vitamina C, y los agrios, viceversa, son muy apreciados por su contenido en vitamina C, mientras que apenas aportan vitamina A.

Lo mejor para asegurarnos un suministro equilibrado de vitaminas es, por lo tanto, que exista una alternancia en el consumo de fruta.

Los ácidos orgánicos, particularmente presentes en la fruta ácida, desarrollan una valiosísima acción alcalizante y desintoxicante en nuestro organismo.

FRUTA CONFITADA

Contraindicada en los casos de: diabetes, exceso de peso.

Se elabora sumergiendo la fruta en un jarabe muy denso de azúcar; la operación final consiste en impregnarla y cubrirla de azúcar.

El producto resultante tiene, respecto al original, un contenido calórico mayor.

Por otra parte, la fruta confitada es un factor de riesgo de la caries, incluso mayor que el azúcar, pues se adhiere con tenacidad a los dientes.

FRUTA EN ALMÍBAR

Contraindicada en los casos de: diabetes, exceso de peso.

Es la fruta esterilizada o pasteurizada, y conservada en un jarabe de azúcar. El valor calórico es mayor que el de la fruta fresca, y al igual que la confitada, se caracteriza por ser un factor de riesgo de la caries dental.

FRUTO SECO

En general, está contraindicado en caso de exceso de peso.

Designaremos con este nombre tanto a la fruta carnosa sometida a desecación (manzanas, peras, higos, etc.), como a la oleaginosa que ya desde un principio contenía una escasa cantidad de agua (almendras, avellanas, cacahuetes, etc.).

Unas y otras son alimentos en los que las substancias nutritivas se encuentran concentradas, por lo cual se alinean junto con los productos hipercalóricos.

G

GALLETA

Tipo María

Calorías	409	Colesterol	0
Prótidos 6,8	*Lípidos* 8,1	*Glúcidos* 82,3	

Tipo *petit-beurre*

Calorías	415	Colesterol	0
Prótidos 6	*Lípidos* 8,2	*Glúcidos* 84,7	

Tipo *wafer*

Calorías	439	Colesterol	0
Prótidos 7,1	*Lípidos* 15	*Glúcidos* 73,5	

Contraindicada en los casos de: diabetes, exceso de peso, enfermedad celiaca.

Se llama así el producto obtenido de la fermentación y cocción de una masa elaborada con harina de trigo y otros cereales, agua, azúcar, y grasas animales o vegetales. Esta receta base se puede ampliar con ingredientes como la leche, el cacao, la miel, la mermelada o los huevos. La composición química de las galletas depende en gran medida del tipo al que se refiere, sobre todo por lo que respecta a las proteínas y a las grasas, pues el porcentaje de glúcidos, bajo la forma de compuestos más digeribles que el almidón existente original- mente en la harina, es siempre elevado.

Combinaciones	
Aconsejadas	*Desaconsejadas*
cereales y derivados, patatas, hortalizas	fruta, quesos, carnes y pescados grasos

GALLINA DE GUINEA

Pechuga

Calorías 107		Colesterol 90	
Prótidos 25,1	*Lípidos* 0,7	*Glúcidos* 0	

Muslo

Calorías 114		Colesterol 90	
Prótidos 24,3	*Lípidos* 1,2	*Glúcidos* 0,2	

Contraindicada en los casos de: uricemia, gota.

Es un ave gallinácea de plumaje oscuro cuyas carnes rojas son muy tiernas si el animal no ha superado los 8-9 meses de vida. Las carnes de individuos mayores, por el contrario, son menos apreciadas, al ser más duras y menos sabrosas. Es conveniente dejar la carne en reposo durante un breve período antes de consumirla.

| Combinaciones ||
Aconsejadas	*Desaconsejadas*
carnes magras, acelgas, brécol, apio, endibias, lechuga, berenjenas, achicoria, setas, peras, melocotones, manzanas, fresas, albaricoques, plátanos, dátiles, frutos secos	cereales y derivados, patatas, leche, legumbres

GALLO

Calorías	78	Colesterol	70
Prótidos 16,2	*Lípidos* 0,9	*Glúcidos* 1,2	

Contraindicado en los casos de: uricemia, gota.

El gallo, *Zeus faber*, es un pez poco común que vive a cierta profundidad y prefiere los fondos arenosos. Su carne, blanca y carente de grasas, es apreciada, además de ser muy digerible.

| Combinaciones ||
Aconsejadas	*Desaconsejadas*
pescados no grasos, manzanas, peras, melocotones, ciruelas, fresas, kiwis, plátanos, lechuga, endibias, setas, berenjenas, apio	cereales y derivados, patatas, leche, legumbres

GAMBA

Calorías	75	Colesterol	200
Prótidos 13,6	*Lípidos* 0,6	*Glúcidos* 2,9	

Contraindicada en los casos de: uricemia, gota, hipertensión, digestión lenta.

Este nombre es empleado genéricamente para designar diversas especies de crustáceos, de agua dulce, como la gamba de río, o marinos, como la gamba rosa o la gamba roja.

Su escaso valor calórico, característica común a todas ellas, convierte a la gamba en un alimento indicado en las dietas adelgazantes, siempre que no se le añadan grasas al cocinarla, evidentemente (como ocurre con la mayonesa y los fritos, por ejemplo).

La carne, no grasa, aunque abundante en colesterol, es poco digerible, debido a la presencia de abundante tejido conjuntivo.

Combinaciones	
Aconsejadas	*Desaconsejadas*
pescados no grasos, frutos secos, albaricoques, guindas, peras, manzanas, melocotones, fresas, alcachofas, hinojo, endibias, lechuga, apio, calabacines	cereales y derivados, patatas, leche, legumbres

GAMO

Véase: caza.

GARBANZO

Garbanzos secos

Calorías	338		Colesterol	0
Prótidos 21,8		*Lípidos* 4,9	*Glúcidos* 54,3	

Contraindicado en los casos de: colitis.

El garbanzo, *Cicer arientium*, es una planta que crece en zonas de clima caluroso y seco. Produce una legumbre redonda que contiene dos semillas ricas en proteínas y, sobre todo, en glúcidos; el porcentaje de lípidos es relativamente bajo, si bien, comparándolo con el de otras legumbres, es la que los contiene en mayor cantidad. Es notable, igualmente, la presencia de hierro y fósforo.

En cuanto a la fibra, su porcentaje es alto, por lo que el consumo de garbanzos por parte de individuos que sufran de colitis no es aconsejable.

Combinaciones	
Aconsejadas	*Desaconsejadas*
legumbres, lechuga, endibias, berenjenas, calabacines, setas, apio, achicoria	fruta, leche, mermeladas

GELATINA

En los tejidos animales y vegetales se encuentran substancias que, disueltas en el agua durante la cocción, permanecen en suspensión si la temperatura es elevada, mientras que a bajas temperaturas forman una masa semisólida llamada, precisamente, gelatina.

Gelatina animal

Contraindicada en los casos de: uricemia, gota, gastritis hiperclorhídrica.

Se obtiene del colágeno, elemento constitutivo proteico de los huesos, los cartílagos y el tejido conjuntivo de la piel.

Su valor nutritivo es irrelevante, puesto que, a pesar de ser una proteína, carece de los principales aminoácidos. La gelatina industrial se obtiene de los huesos y tejidos de desecho de los animales sacrificados, la casera, en cambio, del enfriamiento del caldo preparado con huesos o músculos.

Gelatina de pescado

Se obtiene de la vejiga natatoria de varios pescados, y se destina a algunos productos en conserva, como el arenque y el salmón.

Gelatina vegetal

Contraindicada en los casos de: diabetes, exceso de peso.

Se extrae principalmente de la fruta. Durante su preparación, consistente en la cocción, se añade azúcar. El producto resultante es muy calórico (más de 200 calorías por 100 gramos), de fácil digestión aunque muy nocivo para la dentadura, pues provoca caries.

GINEBRA

Se trata de un aguardiente producto de la destilación de mostos de cereales, aromatizados con diversos ingredientes, entre ellos las bayas del enebro.

La graduación es de unos 40°.
Calorías: 2.400 por litro.

Véase: alcohol y aguardiente.

GLUTAMINA

Contraindicado en los casos de: hipertensión.

Con este nombre se indica la sal del ácido glutámico, un aminoácido cuya presencia se ha comprobado en numerosas proteínas.

Pertenece al grupo de los aditivos alimentarios, es decir, de aquellas substancias que carecen de valor nutritivo, pero que son utilizadas en los alimentos con fines variados.

La glutamina es empleada en la aromatización de los cubitos de caldo y de los concentrados de carne.

GLUTEN

Poniendo la harina de trigo en contacto con el agua, se forma una masa coloidal llamada gluten, formada, principalmente, por las proteínas insolubles gliadina y glutenina, capaces de retener agua hasta el 200% de su propio peso.

Dicha propiedad desempeña una labor fundamental durante la panificación, pues ocasiona la elasticidad de la masa.

Los individuos que sufren de enfermedad celiaca no son capaces de utilizar, con fines alimentarios, la gliadina presente en el gluten, dado que sus células intestinales no poseen un enzima que hidrolice esta proteína. En su dieta tienen que substituir el trigo, sus derivados y el centeno por otros cereales, como el arroz o la avena que no están contraindicados, generalmente.

GRANADA

Calorías	62	Colesterol	0
Prótidos 0,5	*Lípidos* 0,1	*Glúcidos* 15,9	

Contraindicada en los casos de: colitis.

El granado, *Punica granatum*, es un árbol posiblemente originario de Persia, donde ya se cultivaba hace seis mil años. El nombre botánico, *Punica*, destaca el hecho de que los romanos tuvieran noticia de él gracias a las poblaciones púnicas del norte de África.

En el interior del fruto se encuentran numerosas semillas de color rojo, más bien ácidas, que se comen enteras o exprimidas en un zumo llamado *granatina*.

La presencia de un elemento leñoso dificulta la digestibilidad de este fruto.

Combinaciones	
Aconsejadas	*Desaconsejadas*
agrios, manzanas, peras, melocotones, ciruelas, fresas, kiwis, albaricoques, plátanos, quesos, carnes y pescados no grasos	aceite, mantequilla, legumbres, carnes, pescados y quesos grasos, leche, espárragos, pimientos, espinacas, col fermentada, calabaza

GRANIZADO

Calorías	131	Colesterol	0
Prótidos 0	*Lípidos* 0	*Glúcidos* 36,5	

Contraindicado en los casos de: digestión lenta, gastritis hiperclorhídrica.

Es el producto de la solidificación, a bajas temperaturas, de una solución dulce, generalmente a base de fruta.

Los aditivos que normalmente se le añaden tienen como finalidad la formación de una coloración determinada, y de un aroma grato.

El valor nutritivo y el aporte calórico de los granizados es irrelevante, pues carecen de proteínas y lípidos, si bien es cierto que el porcentaje de azúcar que contienen se sitúa alrededor de un 10%.

GRAPPA

Este aguardiente es el resultado de la fermentación de mostos de orujo. La graduación fluctúa entre los 40 y los 70°.

Las calorías que suministra una grappa de 40° son, aproximadamente, 2.400-3.000 por litro.

Véase: alcohol y aguardiente.

GRASA

Las grasas son alimentos de origen animal y vegetal particularmente ricos en lípidos y, en consecuencia, extraordinariamente energéticos: 1 g de grasa suministra hasta 9 calorías.

Además de los aceites, vegetales o animales (aceite de hígado de pescado), de las grasas sólidas como la mantequilla, el sebo, el tocino y la manteca de cerdo, existen una infinidad de alimentos que contienen grasa de forma más o menos evidente. Éste es el caso de la fruta oleaginosa, de los quesos, de los huevos y de los pasteles.

Incluso están presentes en los cereales, aunque en cantidades irrelevantes.

La fruta fresca y las hortalizas son los alimentos cuyo porcentaje de grasas es menor.

Las grasas animales y vegetales se diferencian entre sí por el contenido en ácidos grasos saturados e insaturados.

En las grasas animales triunfan, sobre todo, los ácidos grasos saturados, caracterizados por un superior punto de fusión, lo que ocasiona que permanezcan sólidas a temperatura ambiente.

El punto de fusión de una grasa repercute también en su digestibilidad: a superior punto de fusión, menor digestibilidad y viceversa.

Las grasas vegetales más ligeras son las que se funden con mayor rapidez. De todos modos las vegetales generalmente siempre resultan más digeribles que las animales.

Otro punto a favor de éstas es que los ácidos grasos poliinsaturados, abundantes en los aceites vegetales, ejercen una acción defensiva contra la arterioesclerosis, al rebajar la tasa de colesterol en la sangre.

Obviamente esto es válido siempre que no se caiga en excesos, como por ejemplo en una condimentación desmedida.

Entre los aceites destaca claramente el de oliva, que incluso puede ser utilizado, si es crudo, para freír alimentos.

Por otro lado, la mantequilla, cuyo único inconveniente es su abundancia en colesterol, por lo que habría que moderar su consumo, es la grasa animal más recomendable.

En cualquier caso, siempre es preferible que la grasa, animal o vegetal, se consuma cruda; el calor ocasiona siempre una disminución del valor vitamínico, y las altas temperaturas a las que se ven sometidos los fritos pueden provocar una hidrólisis en ácidos grasos y glicerina, de la que surge la acroleína, una substancia que causa una notable irritación a las mucosas.

GRISINES

Calorías	435	Colesterol	0
Prótidos 121,3	*Lípidos* 13,9	*Glúcidos* 69	

Contraindicado en los casos de: enfermedad celiaca, dietas pobres en calorías.

El grissino es un producto cocido al horno, originario del Piamonte y elaborado con harina 00, malta y diversas grasas alimentarias. Es característica su presentación en forma de bastoncillos.

La cocción uniforme a la que es sometido lo hace especialmente digerible.

Es muy frecuente que las personas que quieren disminuir el número de calorías en su dieta substituyan el pan por grissini o crackers. En realidad, consiguen el efecto contrario, pues el grissino, cuyo contenido en agua es bajo, resulta, en cantidades idénticas, más calórico que el pan.

Combinaciones	
Aconsejadas	*Desaconsejadas*
cereales y derivados, patatas, leche, legumbres	fruta, quesos, carnes y pescados no grasos, leche

GROSELLA

Calorías	37	Colesterol	0
Prótidos 0,9	*Lípidos* 0,6	*Glúcidos* 8,3	

Contraindicada en los casos de: hiperclorhidria.

Es el fruto de un arbusto, el grosellero, perteneciente a la familia de las saxifragáceas, y presente, sobre todo, en las zonas alpinas.

Se caracteriza por sus ramas tiesas, sus hojas de largos peciolos y sus racimos colgantes de flores amarillentas. De éstos crecen las bayas brillantes, de color escarlata o amarillo pálido, cuyo gusto acídulo se debe a la presencia de abundantes ácidos orgánicos: málico, tartárico y cítrico.

Además de consumirse fresca, la grosella se destina a la elaboración de mermeladas, jarabes y licores como el *cassis* francés.

GRUYÈRE

Calorías 393	Colesterol 85
Prótidos 29 *Lípidos* 30 *Glúcidos* 1,5	

Contraindicado en los casos de: hiperlipemia, hipercolesterolemia.

El nombre de este queso deriva de su lugar de origen, una región suiza del cantón de Friburgo.

Se trata de un queso graso, de pasta cocida, elaborado con leche entera de vaca que, tras una maduración de entre 4 y 5 meses, está ya listo para el consumo.

Su masa es compacta, con minúsculos agujeros y recubierta de una corteza húmeda. El sabor es ligeramente picante.

Su digestibilidad es buena.

Combinaciones	
Aconsejadas	*Desaconsejadas*
hortalizas	fruta, leche, mermeladas

GUINDA

Calorías 59	Colesterol 0
Prótidos 0,9 *Lípidos* 0,5 *Glúcidos* 12,8	

Contraindicada en los casos de: gastritis hiperclorhídrica.

Esta fruta, denominada también cereza póntica, es de color intenso y brillante, consistencia sólida y carnosa, y pulpa dulce, acídula y áspera, de grato sabor.

Se trata del fruto del *Prunus cerasus*, una planta de la familia de las rosáceas, a la que pertenece igualmente el *Prunus avium*, cuyo fruto es la cereza común.

Su composición química es muy similar a la de la cereza común.

Véase: cereza.

Combinaciones	
Aconsejadas	*Desaconsejadas*
quesos, pescados y carnes no grasos, plátanos, caquis, agrios, tomates, albaricoques, melocotones, peras, manzanas, frutos secos	legumbres, cereales y derivados, patatas, leche, huevos, carnes, pescados y quesos grasos

GUISANTE

Guisantes frescos

Calorías	70	Colesterol	0
Prótidos 7	*Lípidos* 0,2	*Glúcidos* 10,6	

Guisantes secos

Calorías	304	Colesterol	0
Prótidos 21,7	*Lípidos* 2	*Glúcidos* 53,6	

Contraindicado en los casos de: favismo, cálculos urinarios idiopáticos (sobre todo los guisantes secos).

El guisante, *Pisum sativum*, es una planta herbácea perteneciente a la familia de las leguminosas.

Las semillas se comen principalmente verdes, secas, en conserva o congeladas.

La vaina de algunas variedades es comestible junto con las semillas, como sucede en el caso de la judía tierna.

Como todas las legumbres, los guisantes son una valiosa fuente de proteínas de valor biológico medio. Las semillas secas son hipercalóricas y abundantes en hierro.

Combinaciones	
Aconsejadas	*Desaconsejadas*
legumbres, berenjenas, apio, calabacines, lechuga, endibias, setas	fruta, leche, mermeladas

H

HABA

Haba verde

Calorías	52	Colesterol	0
Prótidos 4,1	*Lípidos* 0,8	*Glúcidos* 7,7	

Haba seca

Calorías	304	Colesterol	0
Prótidos 27	*Lípidos* 2,4	*Glúcidos* 46,5	

Contraindicada (sobre todo si no se ha triturado) en los casos de: enterocolitis, favismo.

El haba, *Vicia faba*, es una planta herbácea perteneciente a la familia de las leguminosas.

Mientras que las habas verdes son poco calóricas, las secas son muy energéticas debido a su elevado contenido en glúcidos y prótidos. El porcentaje de hierro es notable.

En algunos países mediterráneos, Cerdeña e Italia meridional principalmente, está extendida la enfermedad denominada favismo. Los individuos que padecen de este defecto metabólico hereditario no pueden consumir esta legumbre, pues carecen de la enzima capaz de neutralizar una substancia tóxica presente por naturaleza en ella. Al encontrarse ausente la enzima que bloquea su acción, los glóbulos rojos sufren un proceso de rotura, por lo que se desarrolla en el organismo un estado anémico que puede desembocar, incluso, en la muerte.

Combinaciones	
Aconsejadas	*Desaconsejadas*
legumbres, calabacines, apio, endibias, lechuga, judía tierna, berenjenas	fruta, leche, mermeladas

HARINA

Harina integral

Calorías 321	Colesterol 0
Prótidos 11,9	*Lípidos* 1,9	*Glúcidos* 69,7

Harina tipo 00

Calorías 345	Colesterol 0
Prótidos 11	*Lípidos* 0,7	*Glúcidos* 73,6

En general, la harina está contraindicada en el caso de enfermedad celiaca. La integral, en particular, está contraindicada en los casos de: enterocolitis, colitis, estipsis espástica.

Reciben este nombre los productos obtenidos de la molienda de las cariópsides de los cereales, de las semillas de las legumbres o de algunas hortalizas, como la patata.

Normalmente, cuando el término es utilizado solo, se refiere a la harina de trigo.

La molienda de las cariópsides da como resultado una harina integral, llamada de este modo porque contiene los revestimientos externos del grano, del que, tras sucesivos cribados, se obtienen harinas cada vez más refinadas. Sobre la base del grado de refinación o de cernido, distinguimos:

— harina integral (la más rica en celulosa y cenizas);
— harina tipo 2;
— harina tipo 1;
— harina tipo 0;
— harina tipo 00 (la menos rica en celulosa y cenizas).

El componente principal es el almidón. El porcentaje de proteínas, representadas, principalmente, por la gliadina y la glutenina, es notable.

Las harinas provenientes del grano blando son destinadas a la producción de pan y pasteles, mientras que las provenientes del grano duro son más apropiadas para la fabricación de pastas alimenticias.

Molienda

La molienda consiste en una serie de operaciones cuya finalidad es la rotura de las cariópsides con la consiguiente liberación del almidón contenido en ellas.

Las fases principales son las siguientes:

— rotura: realizada mediante una serie de cilindros rayados que giran en sentido contrario y provocan la fragmentación del grano de trigo en partículas; éstas se separan del salvado mediante cribados de oscilación libre. Esta primera operación da como resultado una harina que todavía puede estar cubierta de salvado, o carecer de él;

— cernido: las partículas que aún están recubiertas de salvado se someten a esta operación, llevada a cabo por cilindros finamente rayados que separan la sémola del salvado residual;

— segunda molienda: las sémolas procedentes de la primera rotura y las obtenidas mediante el cernido se someten a unos cilindros lisos que disminuyen su tamaño hasta convertirlo en el de las distintas harinas.

HELADO

Contraindicado en los casos de: diabetes, exceso de peso, gastritis hipoclorhídrica.

Si bien se trata de un alimento apreciado principalmente durante el período veraniego, por sus cualidades nutritivas debería encontrarse presente en nuestra alimentación durante todo el año.

Sus orígenes siempre han suscitado controversia. Mientras que algunos atribuyen su invención a los árabes, otros otorgan el honor de su descubrimiento a los romanos, que apreciaban enormemente la nieve del Etna enriquecida con miel y fruta.

Aunque la paternidad del helado todavía es incierta, su difusión por toda Europa seguramente se produjo por obra y gracia de los fabricantes de helados florentinos de Catalina de Médicis.

Etapas de producción

Comprende las siguientes operaciones:

— mezcla de las materias primas;
— pasteurización y reposo de la mezcla;

— congelación e inclusión de aire;
— endurecimiento;
— empaquetado.

Los ingredientes fundamentales son: leche, nata, huevos, azúcar, zumos de fruta, chocolate, avellanas, bebidas alcohólicas, aromas, colorantes y estabilizantes.

EL HELADO ARTESANAL Y EL HELADO INDUSTRIAL

Los factores que distinguen ambos productos son, primordialmente:

— las materias primas utilizadas;
— la pasteurización de la mezcla;
— el grado de congelación e inclusión de aire;
— el empleo de aditivos.

En general, puede decirse que en el helado industrial intervienen materias en polvo o congeladas, a menudo con grasas hidrogenadas que substituyen a la mantequilla o a la nata utilizadas en el producto artesanal; por otro lado, está permitido añadir varios aditivos a estos ingredientes. En consecuencia, el valor nutritivo del helado artesanal es superior al del industrial.

Sin embargo, juega a favor de este último la higiene, pues la mezcla original se somete a una pasteurización, lo que no siempre ocurre en el producto artesanal.

Por lo que respecta a la inclusión de aire, que es lo que confiere la cremosidad al helado, es mayor en el producto industrial: durante su elaboración, el helado puede incluso doblar su propio volumen. De hecho, no es por casualidad que el helado industrial se venda según el volumen, y no según el peso.

VALOR NUTRITIVO

Es evidente que la composición química del helado varía según los ingredientes empleados.

En líneas generales, puede afirmarse que, si las materias primas son de calidad, el helado artesanal posee un notable valor nutritivo, superior al del industrial.

Las proteínas, de elevado valor biológico al derivar de la leche o los huevos, se sitúan alrededor de un 3/4%.

En términos generales, las grasas representan un 10/15% del total.

Los glúcidos, un 20/30% aproximadamente, representan el grupo principal en los helados.

Es igualmente relevante el contenido en vitamina A, calcio y fósforo.

Su digestibilidad es excelente.

HIERBAS AROMÁTICAS

Para que su comida sea más sabrosa, el hombre ha utilizado, desde tiempos inmemoriales, algunos vegetales: laurel, ajo, albahaca, cebolla, perejil, alcaparra, romero, tomillo, orégano o menta son los más corrientes en nuestra cocina.

Estos vegetales, una vez secos, se denominan también especias. Hace algún tiempo dicho nombre designaba, exclusivamente, vegetales aromáticos de origen exótico. Durante muchos siglos las especias fueron mercancía de valor comercial altísimo, capaces, debido a su prestigio, de enriquecer a países que, de vez en cuando, se aseguraban de mantener el control sobre éstas. Los fenicios, los árabes, las repúblicas marítimas italianas y la Compañía de Indias obtuvieron enormes ganancias del control del mercado de las especias.

Las especias más utilizadas son: la pimienta, el jengibre, el clavo, la nuez moscada, la canela, la cúrcuma y el azafrán.

Las propiedades aromatizantes de estos vegetales se deben a principios activos, aceites volátiles y oleoresinas, que están dotados, igualmente, de virtudes terapéuticas, si bien éstas, debido a las cantidades utilizadas en la condimentación de las comidas o en otras aplicaciones, se convierten en irrelevantes.

En la alimentación humana ejercen efectos positivos sobre la secreción salivar y gástrica y, por lo tanto, sobre los procesos digestivos.

No son significativos, debido a las dosis empleadas, las calorías y nutrientes que suministra.

En la alimentación, la importancia de las hierbas aromáticas y de las especias está fuertemente relacionada con su capacidad de desprender aromas muy intensos (incluso si se trata de pequeñas cantidades), que, percibidos por el olfato, contribuyen en gran medida en la configuración del sabor del alimento.

En realidad, las papilas gustativas existentes en la lengua son sensibles, únicamente, a cuatro gustos fundamentales: el ácido es percibido prevalentemente por los lados de la lengua, el dulce por la punta, el amargo por la parte posterior y el salado por la punta y por los lados.

La sensibilidad a estos gustos esenciales es, en verdad, subjetiva, aunque se encuentra muy determinada por la temperatura.

El frío resalta el sabor salado de un alimento, como se puede comprobar al tomar una taza de caldo mantenido a baja temperatura. Por el contrario, el dulce se atenúa a temperaturas demasiado bajas: este hecho ocasiona la necesidad de añadir a los helados una importante cantidad de azúcar y, por otra parte, hace que un vino dulce lo sea menos si se bebe frío que si se bebe caliente.

El resto de sensaciones gustativas proceden del olfato, lo que explica el hecho de no poder apreciar todos los matices de un plato cuando estamos resfriados.

HÍGADO

Hígado de vacuno

Calorías 129	Colesterol 270
Prótidos 21 *Lípidos* 4,4 *Glúcidos* 0,9	

Hígado de cerdo

Calorías 140,7	Colesterol 260
Prótidos 22,8 *Lípidos* 4,8 *Glúcidos* 1,5	

Contraindicado en los casos de: uricemia, gota, hipercolesterolemia, arterioesclerosis.

El hígado es un despojo de elevado valor nutritivo, pues, además de poseer un notable contenido en proteínas preciosas por su riqueza en aminoácidos esenciales, es extraordinariamente abundante en vitamina A y vitamina B_{12}. La notable presencia de hierro, también lo convierte en un alimento particularmente apropiado para los anémicos.

Con el fin de evitar un excesivo endurecimiento de los tejidos, se debe hacer con rapidez. Por otra parte, el hígado procedente de animales jóvenes resulta más tierno.

Combinaciones	
Aconsejadas	*Desaconsejadas*
plátanos, peras, melocotones, manzanas, ciruelas, kiwis, albaricoques, berenjenas, calabacines, apio, lechuga, acelgas, brécol, endibias, pepinos	cereales y derivados, patatas, leche, legumbres

HIGO

Fresco

Calorías	47	Colesterol	0
Prótidos 0,9	*Lípidos* 0,2	*Glúcidos* 11,2	

Seco

Calorías	270	Colesterol	0
Prótidos 3,5	*Lípidos* 2,7	*Glúcidos* 66,6	

Contraindicado en el caso de enterocolitis y en la alimentación de los niños menores de tres años.

Es el fruto de la higuera, un árbol perteneciente a la familia de las moráceas cuyo cultivo está muy extendido y que también puede crecer espontáneamente en los campos. Se aprovechan sus receptáculos carnosos llamados, impropiamente, frutos, en cuyo interior se encuentran pequeñas flores. El fruto propiamente dicho, llamado aquenio, es muy pequeño y se halla en la pulpa dulce del higo.

Es éste un fruto conocido desde tiempos remotos. Los griegos y los romanos le atribuyeron propiedades curativas —Hipócrates aconsejaba su uso contra las fiebres— y energéticas —Galeno instaba a los atletas de las Olimpiadas a comerlo. Existen diversas variedades de higuera cultivada, cuyos frutos, de composición química muy parecida, se caracterizan por un escaso contenido vitamínico y por ser muy abundantes en glúcidos, presentes en cantidades elevadas en el fruto seco, alimento hipercalórico y muy rico en hierro.

No debemos excedernos en el consumo del higo, pues ejerce cierta acción laxante.

Es aconsejable pelarlos con el fin de evitar la ingestión de eventuales substancias de diversa naturaleza adheridas a su piel.

Combinaciones	
Aconsejadas	*Desaconsejadas*
frutos secos, manzanas, peras, melocotones, ciruelas, albaricoques, kiwis, fresas, plátanos, dátiles, quesos, carnes y pescados no grasos	cereales y derivados, patatas, leche, legumbres, huevos, carnes, pescados y quesos grasos, achicoria, cebollas, calabaza, espinacas, zanahorias

HIGO CHUMBO

Calorías	50,3	Colesterol	0
Prótidos 0,8	*Lípidos* 0,1	*Glúcidos* 13	

Contraindicado en los casos de: colitis.

Es el fruto del nopal, una planta cactácea. Pertenece a la familia de la fruta azucarada.

Su pulpa contiene multitud de semillas que, debido a su consistencia, pueden ocasionar ligeros trastornos intestinales.

Combinaciones	
Aconsejadas	*Desaconsejadas*
frutos secos, manzanas, peras, melocotones, ciruelas, albaricoques, kiwis, fresas, plátanos, dátiles, quesos, carnes y pescados no grasos	cereales y derivados, patatas, leche, legumbres, carnes, pescados y quesos grasos, huevos, achicoria, zanahorias, espinacas, calabaza, cebollas

HINOJO

Calorías	16	Colesterol	0
Prótidos 0,5	*Lípidos* 0,3	*Glúcidos* 3,2	

Contraindicado en los casos de: hipertensión.

Aconsejado en las dietas poco calóricas.

Es una planta herbácea, *Foeniculum vulgare*, de la familia de las umbelíferas.

En nutrición son relevantes dos variedades: la *dulce*, de la que provienen las semillas de hinojo utilizadas como aromatizantes, y la *azoricum*, cuya yema bulbosa es consumida como hortaliza.

Las hojas del hinojo tienen que presentarse bien cerradas, carnosas y blancas, cuando procedamos a su adquisición.

En cuanto a su valor calórico y suministro de principios nutritivos, ambos son bajos.

Combinaciones	
Aconsejadas	*Desaconsejadas*
cereales y derivados, patatas, leche, legumbres, hortalizas, huevos, carnes, pescados y quesos, aceite, mantequilla	leche

HOMOGENEIZADOS

Los homogeneizados son alimentos que han sido sometidos a procedimientos especiales con el fin de facilitar su masticación y digestión.

Son, por lo tanto, muy apropiados en la alimentación de los ancianos y de personas que encuentran dificultad en la masticación, así como en la de la primera infancia.

La trituración del producto, gracias a la cual las membranas de las células de los tejidos del alimento (carne, verdura, fruta, etc.) sueltan las substancias nutritivas, ocasiona dichas peculiaridades digestivas.

La masa resultante es, a continuación, sometida a una rápida pasteurización, envasado y, finalmente, esterilización.

HORTALIZA

Bajo este nombre se designa una amplia gama de plantas de huerta.

Partiendo de la parte que se aprovecha de la planta, distinguimos:

— hortalizas de flor: brécol, alcachofa, coliflor;
— hortalizas de fruto: berenjena, tomate, calabacín, pimiento;
— hortalizas de hoja: lechuga, endibia, achicoria;
— hortalizas de raíz: zanahoria, nabo;
— hortalizas de tubérculo: patata, mandioca.

VALOR NUTRITIVO

Es característica común a todas las hortalizas el elevado contenido en agua, la presencia mínima de lípidos y el porcentaje modesto de prótidos, exceptuando los espárragos y las coles.

El contenido en glúcidos es variable, aunque nunca relevante.

En consecuencia, las hortalizas son alimentos de bajo poder calórico.

En cuanto a las vitaminas, éstas se encuentran en cantidades variables, y al respecto hay que decir que las hortalizas no son concentrados vitamínicos.

Es importante el contenido en vitamina C en el pimiento, el tomate y el perejil.

La zanahoria, la endibia, la lechuga, las espinacas, la calabaza amarilla, el peperoncino y el perejil son abundantes en vitamina A.

Por lo que respecta a las sales minerales, las hortalizas de las que se aprovecha la hoja son ricas en calcio, hierro, y oligoelementos como el zinc, el manganeso y el cobre.

La presencia de potasio es relevante en las hortalizas de las que se aprovecha el fruto.

En general, todas las hortalizas contienen ácidos orgánicos que las convierten en excelentes alcalizantes para nuestro organismo, lo que pone de relieve la importancia de una dieta rica en estos alimentos al oponerse eficazmente a la acción intoxicante de los residuos metabólicos.

Por otro lado, gracias a la notable cantidad de fibra alimentaria que suministran, resultan unos valiosos reguladores de las funciones intestinales. De hecho, una alimentación pobre en fibra ocasiona la pereza de nuestro intestino.

En conclusión, las hortalizas son insustituibles si queremos alcanzar un estado físico satisfactorio.

PREPARACIÓN DE LAS HORTALIZAS

No debemos excedernos en la eliminación de las partes no comestibles, pues los constituyentes externos, normalmente desechados, son los que contienen una mayor cantidad de vitaminas y sales minerales. Las hojas exteriores de la lechuga, por ejemplo, representan la parte más abundante en vitaminas del grupo B y en vitamina C.

El lavado adquiere una gran importancia si las hortalizas se consumen crudas. Es necesario eliminar todos los eventuales residuos de tratamientos agrícolas, así como los posibles gérmenes patógenos. El lavado ideal debe realizarse con esmero, aunque sin prolongarlo demasiado.

En caso de que las hortalizas se sometan a una cocción, resulta oportuno dar algunos consejos que evitarán, en lo posible, la pérdida de principios nutritivos que, irremediablemente, tal preparación conlleva.

En primer lugar, conviene cocer las hortalizas enteras, y trocearlas cuando estén hervidas. Con el fin de abreviar la cocción, las hortalizas se sumergirán en agua caliente.

Finalmente, para recuperar las substancias nutritivas disueltas en el agua de la cocción, es una buena idea preparar una sabrosa sopa con ella.

El empleo de la olla a presión asegura una cocción de las hortalizas con una mínima pérdida de vitaminas y sales minerales.

HUEVO

Huevo entero

Calorías	156	Colesterol	450
Prótidos 13	*Lípidos* 11,1	*Glúcidos* 0	

Clara

Calorías	47	Colesterol	0
Prótidos 10,9	*Lípidos* 0	*Glúcidos* 0,8	

Yema

Calorías	355	Colesterol	1.260
Prótidos 16,3	*Lípidos* 31,9	*Glúcidos* 0,7	

Contraindicado en los casos de: colecistopatías, hipercolesterolemia.

Los huevos más utilizados en la alimentación humana son los de gallina; el consumo de huevos de pava, gansa, pata y de los de volatería en general, además de los de aves acuáticas, no está muy generalizado.

Sea cual sea su procedencia, se caracterizan por su altísimo valor nutritivo, al tratarse de grandes células en cuyo interior se guardan todos los elementos necesarios para la formación de un nuevo organismo animal.

Es por ello que resulta plenamente justificada la creencia de que el huevo, especialmente la yema, al poseer un gran poder calórico, es un alimento reconstituyente.

Los huevos representan una excelente fuente de calcio, hierro y fósforo; son muy abundantes en vitamina A y poseen un notable contenido en vitamina B_2, B_1 y D; las grasas, presentes sobre todo en la yema, son muy susceptibles de ser emulsionadas y, por lo tanto, fácilmente digeribles; las proteínas, debido a su contenido en aminoácidos, son las mejor asimiladas por nuestro organismo para satisfacer las necesidades vinculadas al crecimiento, a la reconstrucción de los tejidos, y a la síntesis de las hormonas y enzimas.

El valor biológico de las proteínas del huevo es tal, que las mismas se han tomado como referencia en la evaluación de la calidad del resto.

VALOR BIOLÓGICO DE LAS PROTEÍNAS DE ALGUNOS ALIMENTOS

yema de huevo	96	patatas	68
huevo entero	93	trigo	67
leche entera	90	cebada	64
clara de huevo	83	maíz	60

Dichas características nutritivas, unidas al hecho de ser un alimento económico, hacen del huevo algo muy valioso, que debería ser consumido más a menudo, incluso en el caso de numerosas enfermedades. Es muy frecuente que las personas que padecen de dispepsia lo eliminen de su dieta al considerarlo nocivo. En realidad, debería constituir uno de los alimentos base en todas las formas de gastritis y úlcera, al provocar su ingestión una secreción de ácido clorhídrico en el estómago definitivamente inferior a la ocasionada por el consumo de carne o pescado.

En cambio, se desaconseja su consumo a los individuos colecistopáticos y, por otro lado, a todas aquellas personas que puedan padecer enfermedades cardiovasculares. Éstas, habrán de limitar notablemente el número de huevos en su dieta, y además, no incluir grasas en su preparación.

Resultan muy indicados en las dietas adelgazantes, pues su valor calórico es bajo, a condición de que no se añadan grasas al guisarlos. Un huevo entero proporciona sólo 75 calorías.

DIGESTIBILIDAD

Aunque uno de los prejuicios más extendidos acerca de los huevos es el que les niega una buena digestibilidad, lo cierto es que ésta depende del modo de cocinarlos y no de la tolerancia hacia el alimento.

La máxima digestibilidad se conseguirá con una breve inmersión del huevo (aproximadamente 3 minutos) en agua hirviendo, con la cáscara (*à la coque*) o sin ella (escalfado).

El huevo crudo resulta menos digerible, puesto que la proteína de la albúmina se digiere en su totalidad sólo si se ha coagulado al calentarse. Por otro lado, el tratamiento térmico en la albúmina causa la desactivación de un factor antivitamínico presente en ella que inutiliza una vitamina, la biotina.

Otras formas de cocción tienen como consecuencia una menor digestibilidad.

Numerosos estudios han puesto de manifiesto que:

dos huevos *à la coque*....   abandonan el estómago al cabo de 105 minutos

dos huevos crudos....   abandonan el estómago al cabo de 135 minutos

dos huevos con mantequilla.... abandonan el estómago al cabo de 150 minutos

dos huevos duros....   abandonan el estómago al cabo de 170 minutos

dos huevos fritos....   abandonan el estómago al cabo de 180 minutos

CÓMO RECONOCER SI UN HUEVO ES FRESCO

El huevo es un alimento que se deteriora con facilidad, a pesar de poseer un revestimiento protector.

Las transformaciones químico-físicas que se producen con el transcurrir de los días disminuyen su valor nutritivo, no siendo aconsejable su consumo.

El huevo fresco puede reconocerse incluso antes de que se le quite la cáscara.

A nivel doméstico, los métodos más utilizados son la observación del interior del huevo a contraluz, y su inmersión en agua salada.

Ambos se basan en el aumento de la cámara de aire interior causada por la evaporación del agua contenida en la clara.

En el primero se procede a una observación a contraluz en una habitación oscura: si la luz destaca la yema, sin poner de manifiesto zonas más oscuras, el producto será fresco.

El segundo método consiste en la inmersión del huevo en agua salada (10 g de sal por 100 ml de agua): si éste permanece en el fondo, es fresquísimo; si la punta redondeada apunta hacia arriba, tiene ya algunos días, y si flota hace más de una semana que fue recogido.

Una vez desprendido de la cáscara, se observa, además del olor, el aspecto de la clara y la yema.

La forma de la yema del huevo pasado es achatada, y la clara, al perder su densidad, se convierte en fluida, casi líquida y de color amarillento.

El color de la cáscara, blanca o coloreada, no nos indica si un huevo es fresco o no, puesto que dicho factor depende de la raza de la gallina que lo produce.

En cambio, es importante comprobar su limpieza.

Lo cierto es que la suciedad puede evidenciar una contaminación interior, si tenemos en cuenta la permeabilidad de la cáscara no sólo al agua y al aire, sino también a los gérmenes y al moho.

Los huevos deben conservarse en el compartimiento destinado a éstos en el frigorífico. Su fácil absorción de los olores de los alimentos con los que se hallan en contacto aconseja no colocar junto a ellos alimentos excesivamente aromáticos.

Fuera del frigorífico sólo pueden mantenerse durante 1 o 2 días, siempre que la temperatura no sea elevada.

En China el enterrar los huevos durante, aproximadamente, un año, es un método de conservación muy extendido.

La fermentación que se produce permite su larga conservación posterior.

HUEVOS EN POLVO

En Estados Unidos, Japón y China existe un sistema de conservación de los huevos sin cáscara muy extendido, consistente en el secado de la yema y de la clara, por separado o conjuntamente. La evaporación del agua de la yema sola, o de la yema y la clara, se produce mediante una nebulización; la de la yema sola, gracias a una evaporación sobre superficies metálicas calientes.

Para conseguir un kilo de polvo de albúmina se precisan más de 200 claras de huevo. Mientras que las yemas de huevo pulverizadas se destinan a la preparación de helados y cremas diversas, las claras en polvo se utilizan principalmente en la fabricación de los conocidos *amaretti* italianos.

Combinaciones	
Aconsejadas	*Desaconsejadas*
hortalizas	fruta, mermeladas, leche

J

JABALÍ

Calorías 107	Colesterol 72
Prótidos 21 *Lípidos* 2 *Glúcidos* 0,4	

Contraindicado en los casos de: uricemia, gota, dispepsias.

Este mamífero paquidermo es una especie de cerdo salvaje.

Gracias a la abundante presencia de tejido conjuntivo, sus carnes son duras y consistentes.

Los extractos son los responsables de ese sabor que le es tan peculiar.

Combinaciones	
Aconsejadas	*Desaconsejadas*
carnes magras, achicoria, endibias, lechuga, apio, berenjenas, calabacines, guindas, cerezas, peras, melocotones, manzanas, fresas, plátanos, caquis	cereales y derivados, patatas, legumbres, leche

JAMÓN

Jamón

Calorías	376		Colesterol	33
Prótidos 22,2		*Lípidos* 31,2	*Glúcidos* 0	

Jamón en dulce

Calorías	418		Colesterol	93
Prótidos 21,1		*Lípidos* 36,4	*Glúcidos* 0	

Contraindicado en los casos de: hipertensión.

El jamón está constituido por la pierna del cerdo.

El jamón salado, previa adecuada preparación de la pierna, es curado en ambientes cuya temperatura y humedad precisan de un control regular.

Ésta, en algunos casos, se produce en zonas muy delimitadas, con especiales características climáticas y físicas.

En lo que se refiere al jamón en dulce, su preparación consiste en su salazón, cocción en agua o al vapor, y en su posterior enfriamiento. En la última fase se produce el acabado y envasado del jamón.

El elevado contenido en grasas y proteínas hacen del jamón un alimento de gran valor nutritivo.

Se trata de un alimento muy digerible, especialmente el jamón en dulce sin grasa, que resulta muy apropiado para la nutrición de los niños.

Combinaciones	
Aconsejadas	*Desaconsejadas*
hortalizas	fruta, mermeladas, leche

JENGIBRE

Es una planta herbácea, *Zingiber officinale*, de la familia de las cingiberáceas y originaria de las zonas tropicales del sudeste asiático. Hoy en día su cultivo es industrial en todas las regiones tropicales. Fue una de las primeras especias en llegar a Europa desde Asia. Durante la Edad Media se destinó a fines terapéuticos: su consumo fue masivo cuando, en el 1347, una epidemia de peste negra azotó Europa.

La especia está constituida por la raíz de la planta, y es utilizada como aromatizante de aperitivos y licores, en la elaboración de salsas y como aderezo de diversos platos. En la cocina europea se emplea principalmente en la aromatización de panes especiales, galletas y tortas, en cambio en la asiática se destina a los guisos de carne y pescado.

JEREZ

Los vinos de Jerez, conocidos también con el nombre de *Xérès* y *Sherry*, se producen en la provincia española de Cádiz, y su graduación es alta (15-20°).

Se elaboran con uvas secadas parcialmente al sol. El mosto obtenido de ellas, muy dulce, se fermenta en barriles que no se llenan del todo, para favorecer el desarrollo de levaduras que, al producir substancias muy olorosas, confieren a estos vinos un perfume extremadamente sutil. Existen diversas variedades: secos, dulces, de color amarillo u oscuro dorado. Son vinos de postre o aperitivo. Las calorías que proporcionan son alrededor de 840-1.600 por litro.

JUDÍA TIERNA

Calorías	18	Colesterol	0
Prótidos 2,1	*Lípidos* 0,1	*Glúcidos* 2,4	

Indicado en las dietas adelgazantes y en los casos de estreñimiento atónico.

La judía verde es la vaina de la alubia recogida aún verde, cuando la semilla todavía no se ha desarrollado.

Al contrario de la alubia, de la que se utiliza sólo la semilla, la judía tierna se aprovecha entera. Es de fácil digestión, y posee un notable contenido en hierro, calcio y vitamina A. En el momento de su adquisición, es preferible escoger las vainas que carecen de nervio, llamado corrientemente hilo.

Combinaciones	
Aconsejadas	*Desaconsejadas*
cereales y derivados, patatas, legumbres, huevos, carnes, pescados, quesos, hortalizas, aceite, mantequilla	leche

K

KÉFIR

Calorías 60	Colesterol 0
Prótidos 3,1 *Lípidos* 3,3 *Glúcidos* 3,2	

El kéfir es un tipo de leche ácida fermentada, líquida, gaseosa, debido a la presencia de anhídrido carbónico, y ligeramente alcohólica. Se elabora con leche de vaca, de cabra o de oveja, entera o parcialmente descremada.

Esta bebida, muy extendida entre los pueblos musulmanes caucasianos, es un alimento muy digerible, apropiado para numerosas enfermedades gastrointestinales y para las anemias.

La preparación tradicional consiste en la cocción de la leche y su posterior enfriamiento en odres.

La fermentación se produce gracias a la adición de granos de kéfir.

El producto está listo para el consumo al cabo de dos días de reposo a temperatura ambiente.

Combinaciones	
Aconsejadas	*Desaconsejadas*
quesos no grasos, frutos secos, manzanas, peras, ciruelas, calabacines, setas, lechuga	cereales y derivados, patatas, legumbres

KETCHUP

Contraindicado en los casos de: hiperclorhidria, úlcera gastroduodenal.

Es una salsa bastante picante en cuya preparación intervienen tomates maduros, vinagre y diversas especias.

Se utiliza generalmente para realzar el sabor de carnes, huevos y patatas fritas.

Aparte del ketchup de tomate, existe también un ketchup de setas, resultado de la extracción, mediante sal, del jugo negro de éstas, que en una fase posterior será hervido y condimentado con varias especias.

KIRSCH

Se trata de un aguardiente obtenido de la fermentación de mostos de cereza. En algunos países se prepara un licor que es resultado de la maceración de este fruto en alcohol.

La graduación depende de la técnica de producción empleada.

A título orientativo, la graduación del kirsch se sitúa alrededor de los 50°, y las calorías que proporciona por litro son, aproximadamente, unas 2.800.

En cuanto al licor de cereza, su graduación aproximada son los 50°, y su poder calórico se acerca a las 1.700 calorías por litro.

KIWI

Calorías	42	Colesterol	0
Prótidos 1,2	*Lípidos* 0,6	*Glúcidos* 9	

Es el fruto del árbol del mismo nombre originario de China, aunque cultivado actualmente también en España tras su importación de Nueva Zelanda, el primer país que implantó su cultivo a escala industrial.

Se trata de una fruta acídula-dulce, cuya principal característica es su elevado porcentaje de vitamina C, incluso 10 veces mayor que el del limón.

Con el fin de no poner en peligro dicha peculiaridad, es fundamental comprar el fruto cuando aún es verde, y consumirlo apenas haya madurado.

Combinaciones	
Aconsejadas	*Desaconsejadas*
agrios, manzanas, peras, melocotones, ciruelas, plátanos, carnes, pescados y quesos no grasos	cereales y derivados, patatas, legumbres, leche, mantequilla, aceite, huevos, quesos, pescados y carnes no grasos, espárragos, espinacas, apio, berza, calabaza, zanahorias

L

LACÓN

Calorías	361	Colesterol	60
Prótidos 19,1	*Lípidos* 31,6	*Glúcidos* 0	

Contraindicado en los casos de: hipertensión, arterioesclerosis, enfermedades hepáticas, digestión lenta.

Es un embutido elaborado con carne magra de cerdo, piel cuidadosamente depilada y grasa dura mezclados en partes iguales, a los que se añade ajo, pimienta y varios aromas. La pasta resultante es introducida en la piel que recubre la pezuña del cerdo.

Se trata de un producto abundante en lípidos, hipercalórico e indigesto.

Debe cocerse antes de su consumo.

Combinaciones	
Aconsejadas	*Desaconsejadas*
hortalizas	fruta, mermeladas, leche

LANGOSTA

Calorías 90,2	Colesterol 150
Prótidos 16,2 *Lípidos* 1,9 *Glúcidos* 1	

Contraindicada en los casos de: uricemia, gota, hipertensión, arterioesclerosis.

La langosta, *Palinurus vulgaris*, es un crustáceo perteneciente a la familia de los palinuros.

Es de caparazón rojo violáceo, de larguísimas antenas y tamaño considerable, si tenemos en cuenta que puede superar los 40 cm de largo. Su carne es blanca, tierna, rica en proteínas y muy parecida a la de los pescados menos grasos. Sin embargo, su abundancia en colesterol y sodio de- saconsejan su consumo en algunas ocasiones. Por otra parte, resulta francamente costosa, si consideramos que de ella se aprovecha prácticamente sólo la cola. Si bien siempre es preferible adquirirla todavía con vida, reconocere-mos una langosta fresca por la cabeza, estrechamente pegada a la cola, y por el color, uniforme y sin ninguna mancha oscura.

Combinaciones	
Aconsejadas	*Desaconsejadas*
pescados no grasos, fruta, achicoria, setas, lechuga, endibias, calabacines, manzanas, peras, ciruelas, fresas, frutos secos	cereales y derivados, leche, legumbres

LAUREL

El laurel, *Laurus nobilis*, es un árbol que cultivado se mantiene del tamaño de un arbusto, presente en todas las regiones mediterráneas, aunque procedente de Asia Menor, desde donde pasó a Grecia, cuya civilización lo erigió en símbolo de sabiduría y gloria.

Sus hojas se destinan a la aromatización de sopas, caldos, carnes, pescados y salsas.

Se utilizan bien verdes, de gusto notablemente amargo y olor intenso, o bien secas.

Como muchas otras hierbas aromáticas y especias, está dotado de virtudes antisépticas.

Del machaqueo y destilación de sus frutos se obtiene un producto que tiene cierta utilidad en la fabricación de licores.

Véase: hierbas aromáticas.

LECHE

Leche entera

Calorías 63	Colesterol 14
Prótidos 3,2 *Lípidos* 3,7 *Glúcidos* 4,6	

Leche parcialmente descremada

Calorías 49	Colesterol 3
Prótidos 3,5 *Lípidos* 1,8 *Glúcidos* 5	

Leche descremada

Calorías 33	Colesterol 2
Prótidos 3,4 *Lípidos* 0,2 *Glúcidos* 4,7	

Contraindicada en los casos de: intolerancia a la lactosa.

La leche alimentaria procede del ordeño completo e ininterrumpido de animales en buen estado de salud y bien alimentados. Si no se especifica su origen, el término genérico «leche» se refiere a la proporcionada por la vaca.

En la nutrición humana, exceptuando, claro está, la leche materna (aproximadamente 64 calorías por 100 gramos), tienen importancia la leche de vaca (aproximadamente 65 calorías por 100 gramos), la de cabra (aproximadamente 72 calorías   por 100 gramos), la de yegua (alrededor de 46 calorías por 100 gramos), la de burra (aproximadamente 46 calorías por 100 gramos) y la de búfala (alrededor de 100 calorías por 100 gramos).

Cada una de ellas se caracteriza por una composición química propia que la convierte en un alimento ideal para los distintos animales lactantes.

La leche materna, respecto a la de vaca, posee menos proteínas (aproximadamente un 1,5%), aunque es más digerible, un contenido en lípidos similar (alrededor de un 3,5%), y un porcentaje de lactosa claramente superior (se acerca al 6,5%). Por otra parte, el contenido en hierro en la leche materna es superior, lo cual explica por qué los lactantes alimentados con leche de vaca corren un mayor riesgo de sufrir anemias por carencia de dicho elemento; además de eso, el calcio se absorbe mejor, y es más rica en vitamina C.

La leche de burra y de yegua son las más similares a la leche materna; la de cabra y búfala, en cambio, son más abundantes en proteínas y, principalmente, en grasas (4,3 y 7,4 % respectivamente).

El factor que distingue la leche materna de las demás es la presencia de un elemento que permite el desarrollo en el intestino del niño de un bacilo, *Lactobacillus bifidus*, capaz de crear un ambiente ácido que defiende a aquél contra numerosos gérmenes patógenos, y en particular, contra el tifus.

Por otra parte, no se deben olvidar los benéficos efectos médico-preventivos y psicológicos de la lactancia materna.

La nutrición del recién nacido con leche de vaca, aunque no es una práctica incorrecta, puede acarrear un exceso de calorías y sales, determinando en el niño una propensión a la obesidad y a la hipertensión.

VALOR NUTRITIVO

La leche es, decididamente, el más completo de los alimentos. Contiene proteínas de elevado valor biológico (ricas en aminoácidos esenciales para la formación de nuevos tejidos, células vivas, enzimas y hormonas), lípidos fácilmente digeribles, la lactosa, un azúcar compuesto por glucosa y galactosa (elemento importante del tejido nervioso), sales minerales (sobre todo calcio y fósforo), y vitaminas (A, D, E, grupo B).

Además, está dotado de un importante poder calórico: un litro de leche entera cubre las necesidades diarias de energía de un hombre de mediana edad.

La leche, sin embargo, al carecer de hierro y vitamina C, debe ser respaldada por otros alimentos.

Su consumo está aconsejado prácticamente a todas las personas, sea cual sea su edad, teniendo en cuenta que debido a su poder como tampón, resulta particularmente apropiado en todos los casos de gastritis hiperclorhídricas y úlceras gastroduodenales.

Es opinión común que la leche posee propiedades desintoxicantes y purificadoras, y que, por lo tanto, está indicada en los casos de envenenamiento. En realidad, la acción tóxica desarrollada por numerosas substancias en los ambientes de trabajo poco salubres, no disminuyen en absoluto por la ingestión de leche.

Al contrario, si la intoxicación ha sido causada por plomo, la leche desencadenará un perjuicio en lugar de un bien. En efecto, entre las proteínas de la leche y este metal se forma un vínculo que, en el momento de la absorción intestinal de las proteínas, facilita más, si cabe, la entrada de aquél en el organismo.

INTOLERANCIA A LA LECHE

Muchos se quejan de sufrir intolerancia hacia la leche y sus consiguientes molestias intestinales.

Dicho efecto se da sobre todo en individuos que, quizá tras años de no probar este alimento, deciden volver a consumirlo.

En estas ocasiones, es aconsejable acostumbrar de nuevo al organismo de forma gradual, dándole el tiempo necesario para sintetizar otra vez en cantidades suficientes la lactasa, es decir, la enzima indispensable para la digestión de la lactosa.

Para remediar dicha situación, se puede consumir un tipo especial de leche sin lactosa, en la que este azúcar ha sido preventivamente hidrolizado en glucosa y galactosa.

En cualquier caso, con el fin de no disminuir la ya de por sí escasa digestibilidad de este alimento, es aconsejable ingerirla tibia y en sorbos pequeños. Es así como se forman en el estómago grumos de reducido tamaño y susceptibles de ser afectados por las enzimas digestivas.

CARACTERÍSTICAS COMERCIALES DE LA LECHE

La alteración de la leche se produce con mucha facilidad, debido a la acción de microorganismos que encuentran en ella un terreno de cultivo enormemente favorable.

Estos microorganismos, además de variar la composición y características organolépticas de la leche, pueden representar igualmente un peligro para nuestra salud.

Por ello, antes de entrar en los circuitos comerciales es sometida a tratamientos de salubridad con el objetivo de destruir la totalidad de las bacterias patógenas y reducir, en lo posible, el conjunto de la flora bacteriana presente en ella.

La **leche fresca** recibe un tratamiento térmico de corta duración (15-20 segundos a una temperatura de 75-80°). Al no tratarse de un producto estéril, se debe conservar en el frigorífico.

Su caducidad se produce al cabo de 4 días de su envasado. Si ésta es superada, no está permitida su venta, pero puede todavía consumirse si permanece bien precintada dentro del frigorífico. De todos modos, siempre es aconsejable hervirla antes de proceder a su ingestión: si se forma un coágulo hay que desecharla. La **leche de conservación media** ha sido sometida al tratamiento U.H.T., es decir, calentada al vapor a temperaturas altísimas. Es dispuesta, en condiciones asépticas, en envases de cartón. No es, de ningún modo, estéril, ya que puede albergar todavía esporas particularmente resistentes a los tratamientos térmicos. Si el envase no sufre ningún daño, llegará a conservarse durante cuatro meses a temperatura ambiente. Si dicho plazo es superado, está indicado hervir la leche antes de su consumo.

La **leche de larga conservación** es un producto estéril que puede conservarse a temperatura ambiente durante varios meses. Es envasado en recipientes de vidrio.

No hay duda que la mejor leche, desde un punto de vista nutritivo, es la fresca, a la que se ha aplicado un tratamiento térmico más suave que ha provocado una pérdida poco significativa de vitaminas.

La homogeneización de la leche, cuya finalidad es la fragmentación de los glóbulos rojos, impidiendo así su afloramiento durante la conservación en el frigorífico, es previa a los procedimientos de salubridad nombrados anteriormente.

La leche homogeneizada resulta particularmente digerible.

Partiendo del contenido en substancias grasas, la leche comercializada se define:

— entera: grasa no inferior al 3%;
— parcialmente descremada: grasa mínima, 1%, máxima, 1,8%;
— descremada: grasa no superior al 0,5%.

Este último tipo de leche es el más pobre en vitaminas liposolubles (A, D, E, K), las cuales han sido eliminadas junto con la grasa mediante las descremadoras.

OTROS TIPOS DE LECHE

Leche ácida. La leche de los distintos animales domésticos se fermenta gracias a la acción de determinadas bacterias. Si bien la más conocida es la del yogur, existen también el *kéfir* (de origen caucasiano), el *Mazum* (armenio), el *tarhó* (húngaro), el *kos* (albanés) y el *mezzoraddu* (siciliano).

Por sus características organolépticas todos estos productos se asemejan más al yogur que a la leche.

Leche condensada. Se produce mediante la evaporación al vacío de cierta cantidad de agua de la leche, a la que se añade normalmente sacarosa.

El producto es envasado en recipientes metálicos previamente esterilizados.

Una leche condensada de calidad ha de presentar un color entre blanco y amarillo, una consistencia homogénea pero no demasiado viscosa, y un olor sutil.

100 g de leche condensada azucarada y entera contienen alrededor de 8 g de proteínas, 9 g de lípidos, 56 g de glúcidos (lactosa y sacarosa), y las calorías que suministra son, aproximadamente, 337.

Leche evaporada. Es el resultado de la ebullición al vacío de leche entera, descremada o parcialmente descremada. El producto final se reduce, aproximadamente, a la mitad del volumen del producto inicial.

Tras su envasado se somete a una esterilización en autoclaves y a una temperatura que se acerca a los 115 °C.

La leche evaporada tiene que presentar un aroma tenue, un color blanco-amarillento, y su consistencia debe ser perfectamente líquida y homogénea.

100 g de leche entera evaporada posee unas cantidades medias de 10 g de proteínas, 36 g de lípidos, y 11 g de lactosa, suministrando, aproximadamente, 400 calorías.

Leche en polvo. Es fruto de la evaporación de la práctica totalidad del agua. Se utiliza generalmente leche descremada, porque el producto extraído de ella posee una mayor estabilidad.

Los sistemas de producción son básicamente dos:

— secado en cilindros giratorios calentados a altas temperaturas: el producto se presenta en forma de pequeñas láminas;
— secado mediante pulverizadores: el producto resultante se presenta en gránulos.

Se envasa en cajas herméticamente cerradas o en recipientes de polietileno precintados electrónicamente.

100 g de leche en polvo descremada contienen una media de 1,6 g de lípidos, 35 g de proteínas y 48 g de lactosa, siendo su poder calórico de, aproximadamente, 333 calorías.

Leche sin sodio. Está pensada para que aquellos que deben limitar el consumo de este elemento puedan ingerir leche.

Leche en tabletas. Se obtiene tanto de la concentración de la leche, cuyo residuo, tras ser enriquecido con azúcar, es comprimido en moldes, como de la leche en polvo prensada en hormas.

100 g de leche en tableta alcanzan un contenido medio de 20 g de proteínas, 11 g de lípidos, 60 g de azúcares (lactosa y sacarosa), y proporciona alrededor de 380 calorías.

Leche vitaminada. Es decir, enriquecida con vitamina D.

Harinas lácteas. Son fruto de la mezcla de leche en polvo o condensada con harinas de cereales o de legumbres a las que se ha sometido a un tratamiento que convierte en soluble el almidón que contienen.

Al envasado en cajas herméticamente cerradas precede, generalmente, la adición de azúcar y fosfatos.

LECHUGA

Calorías	19		Colesterol	0
Prótidos 1,8		*Lípidos* 0,4	*Glúcidos* 2,2	

Este nombre designa las plantas herbáceas del género *Lactuca*, pertenecientes a la familia de las compuestas.

Las más comunes son la lechuga *cappuccio*, cuyo nombre deriva del hecho de encontrarse las hojas reunidas en forma de pelota, la lechuga *romana*, de cogollo alargado, voluminoso y de hojas más blancas, y por último la *pasqualina*, de hojas pequeñas y rizadas.

Pertenecen al grupo de hortalizas de las que se consumen las hojas verdes y crudas, condimentadas con sal y aceite.

Son una importante fuente de vitaminas hidrosolubles, de sales minerales y, sobre todo, de fibra.

Al tener un porcentaje de agua elevado y ser pobres en calorías proporcionan sensación de saciedad. Debido a esto son muy apropiadas en todas las dietas adelgazantes, a condición, claro está, de que no se añada aceite en abundancia.

Combinaciones	
Aconsejadas	*Desaconsejadas*
cereales y derivados, patatas, legumbres, carnes, quesos y pescados grasos, huevos, aceite, hortalizas	leche

LEGUMBRE

Este nombre agrupa las hortalizas pertenecientes a la familia de las papilionáceas, cuyas semillas, contenidas en el fruto llamado vaina, son consumidas verdes o secas.

Alubias, judías tiernas, guisantes, garbanzos, habas, altramuces, almortas, soja y lentejas han sido elementos base en la alimentación humana desde la Antigüedad.

Actualmente, tras un período en que se tuvieron en poca consideración, los platos a base de legumbres, típicos de la cocina regional, han sido revalorizados, sobre todo por su valor nutritivo.

VALOR NUTRITIVO

Las cualidades nutritivas de las legumbres se deben a su elevado contenido en proteínas de notable valor biológico.

Los glúcidos están presentes en forma de almidón. Los lípidos, en las legumbres verdes o frescas apenas se encuentran, con la salvedad de la soja, de la que incluso se extrae un aceite.

Los minerales más representativos son el fósforo y el hierro. Por otra parte son abundantes en vitaminas del grupo B, y las legumbres verdes, también en vitamina C.

En las legumbres secas los principios nutritivos se hallan en cantidades más concentradas, por lo que hay que considerarlas alimentos hipercalóricos. También representan una buena fuente de fibra alimentaria.

PREPARACIÓN

Las semillas de las legumbres están envueltas en una piel dura, formada por celulosa y una cera indigesta, principal responsable de las molestias conocidas con el nombre de meteorismo y que se acusan a menudo después de comer un plato a base de legumbres.

La eliminación de la piel de las semillas puede evitar la aparición de este fenómeno.

Por otro lado, la ingestión de legumbres junto con abundantes cantidades de almidón en forma de pasta o pan, por ejemplo, favorece la formación de gases intestinales.

Al igual que ocurre con el resto de alimentos que contienen almidón, la cocción de las legumbres no debe prolongarse demasiado, o nos arriesgamos a transformar a aquél en una especie de apresto que imposibilitaría su digestión.

Es aconsejable dejar las legumbres secas en remojo durante algunas horas antes de guisarlas, con el fin de eliminar agentes que disminuyen la absorción de algunos minerales y evitar la inhibición de una enzima intestinal.

LENGUA

Calorías 237	Colesterol 110
Prótidos 17,1 *Lípidos* 18 *Glúcidos* 0,4	

Contraindicada en los casos de: hiperlipemia, hipercolesterolemia, arterioesclerosis.

Es un despojo rico en proteínas y lípidos. En cuanto a su digestibilidad, es buena, sobre todo la de la zona anterior, más musculosa y pobre en grasas.

Combinaciones	
Aconsejadas	*Desaconsejadas*
hortalizas	fruta, leche, mermeladas

LENGUADO

Calorías 87	Colesterol 65
Prótidos 16,9 *Lípidos* 1,7 *Glúcidos* 0,8	

El lenguado es un pez muy corriente en el mar Mediterráneo, especialmente en el Adriático. Vive en profundidades arenosas y fangosas. La especie más estimada es la *Solea solea*.

Su carne, de excelente sabor, no grasa y muy digerible, está particularmente indicada en la alimentación de los niños, sobre todo hervida y condimentada con un poco de aceite y limón.

Antes de proceder a su cocción, es oportuno eliminar su piel gris.

Combinaciones	
Aconsejadas	*Desaconsejadas*
pescados no grasos, piña, manzanas, peras, kiwis, melocotones, ciruelas, fresas, lechuga, endibias, pepinos, setas, calabacines, frutos secos	cereales y derivados, patatas, leche, legumbres

LENTEJA

Calorías	325	Colesterol	0
	Prótidos 25	*Lípidos* 2,5	*Glúcidos* 54

Contraindicada en los casos de: uricemia, gota.

Las lentejas son las semillas de la *Lens esculenta* o *culinaris* consumidas secas.
Son particularmente abundantes en proteínas y hierro.
El almidón también se encuentra en cantidades elevadas.

Combinaciones	
Aconsejadas	*Desaconsejadas*
legumbres, calabacines, apio, lechuga, endibias, pepinos, hinojo, calabaza, berenjenas	fruta, leche, mermeladas

LICOR

Se llaman así las bebidas alcohólicas obtenidas de la dilución de aguardientes o alcohol con infusiones y jarabes azucarados de partes de vegetales, como las flores, los frutos, las hojas, etc.

LIEBRE

Calorías	126	Colesterol	71
Prótidos 22,8	*Lípidos* 3,2	*Glúcidos* 0	

Contraindicada en los casos de: uricemia, gota.

La liebre es un roedor perteneciente a la familia de los lepóridos.

Su carne es oscura y tierna si el animal no ha superado el año de vida.

En los individuos mayores la carne se enriquece de tejido conjuntivo y adquiere una gran dureza, por lo que es aconsejable someterla a una previa maceración que la dejará más tierna.

El peso ideal de la liebre fluctúa entre los 2 y los 4 kilos.

Respecto al conejo salvaje, al que se asemeja, tiene una carne más oscura y perfumada.

Combinaciones	
Aconsejadas	*Desaconsejadas*
carnes magras, frutos secos, acelga, pepinos, hinojo, lechuga, berenjenas, apio, endibias, manzanas, peras, melocotones, fresas, kiwis, plátanos	cereales y derivados, patatas, leche, legumbres

LIMÓN

Calorías	14	Colesterol	0

Prótidos 0,6   *Lípidos* 0   *Glúcidos* 3,2

Contraindicado en los casos de: úlcera gastroduodenal, gastritis hiperclorhídrica.

Este fruto, producido por el *Citrus limon*, se encuentra en el mercado durante todo el año. Es de color amarillo, forma oval y corteza nudosa y porosa de la que se extrae una esencia muy utilizada para la aromatización de bebidas y pasteles.

La pulpa es amarilla, dividida en un número variable de gajos (de 8 a 10), y rica en agua.

Su poder calórico es bajo.

Es estimado, sobre todo, por ser una importantísima fuente de vitamina C.

Por otra parte, el zumo de limón, además de ser utilizado para ensalzar el sabor de algunos platos, está dotado de cierta virtud desinfectante debido a la presencia de ácido cítrico.

Combinaciones	
Aconsejadas	*Desaconsejadas*
piña, agrios, tomates, albaricoques, peras, melocotones, manzanas, ciruelas, fresas, kiwis	carnes, quesos y pescados grasos, huevos, cereales y derivados, patatas, leche, legumbres, espinacas, pimientos, zanahorias, berzas

LITCHI

Es un árbol originario de China, *Litchi cinensis*, y cultivado en numerosos países de clima caluroso.

El fruto posee un modesto contenido en vitamina C, y un poder calórico de 70 calorías por 100 gramos de parte comestible.

Combinaciones	
Aconsejadas	*Desaconsejadas*
agrios, manzanas, peras, melocotones, guindas, fresas, kiwis, plátanos, frutos secos, pescados, carnes y quesos no grasos	cereales y derivados, patatas, leche, legumbres, quesos, carnes y pescados grasos, huevos, mermeladas, espárragos, zanahorias, calabaza, espinacas, pimientos

LUBINA

Calorías 82	Colesterol 65
Prótidos 16,6 *Lípidos* 1,5 *Glúcidos* 0,6	

La lubina, *Morone labrax*, es un pez muy corriente en el Mediterráneo y en el Atlántico oriental. Es frecuente encontrarlo en las desembocaduras de los ríos, cuyo curso puede incluso remontar. Puede alcanzar la longitud de un metro.

Su carne blanca, carente de grasas, compacta y con pocas espinas, de sabor sutil, convierte a este pescado en uno de los más estimados.

Al ser muy digerible, está especialmente indicada en la alimentación de los niños.

Combinaciones	
Aconsejadas	*Desaconsejadas*
pescados no grasos, plátanos, manzanas, peras, kiwis, fresas, melocotones, ciruelas, apio, calabacines, berenjenas, lechuga, endibias, setas	cereales y derivados, patatas, leche, legumbres

LUCIO

Calorías	81	Colesterol	65
Prótidos 18	*Lípidos* 0,6	*Glúcidos* 0	

Contraindicado en los casos de: uricemia, gota.

Es un pez de agua dulce que vive en los ríos y en los lagos.

Su carne, carente de grasa, es de una digestibilidad excelente.

Debe consumirse bien hecho, con el fin de evitar la ingestión del botriocéfalo, un cestodo capaz de infestar su carne y transmitir una enfermedad parecida a la ocasionada por la solitaria (*Tenia solium*).

Años atrás, la infestación de botriocéfalo estuvo muy extendida en Lombardía, principalmente en la zona del lago Varese, cuyos peces, especialmente lucios y percas, albergaban dicho parásito.

Adulto, el botriocéfalo, que puede llegar a los ocho metros de largo, se ubica en el intestino delgado, donde desarrolla una acción patógena mecánica y despojadora. De hecho, substrae al organismo huésped la vitamina B_{12}, obtenida por éste de los alimentos, provocando de esta manera una grave forma de anemia.

Combinaciones	
Aconsejadas	*Desaconsejadas*
pescados no grasos, manzanas, peras, ciruelas, melocotones, albaricoques, fresas, piña, acelgas, alcachofas, judías verdes, hinojo, apio, berenjenas, calabacines, lechuga	cereales y derivados, patatas, leche, legumbres

LÚPULO

El lúpulo, *Humulus lupulus*, es una planta herbácea cultivada principalmente en el norte de Europa.

La inflorescencia, verde y en forma de espiga, contiene principios amargos y un aceite esencial destinados a la fabricación de la cerveza.

M

MACEDONIA

Se trata de una comida preparada con trozos pequeños de diversas frutas.

Es muy corriente añadirle además zumo de limón, azúcar y, en algunos casos, bebidas alcohólicas como vino o licor, y también helado.

El valor nutritivo y las calorías de una macedonia dependen, naturalmente, del tipo y cantidad de fruta utilizada, así como de los ingredientes que se hayan añadido.

MAÍZ

Calorías	363	Colesterol	0
Prótidos 9,2	*Lípidos* 3,8	*Glúcidos* 73	

Contraindicado en los casos de: enfermedad celiaca.

El maíz, llamado también *granturco*, es un cereal procedente de América central del que existen diversas variedades pertenecientes a la especie *Zea mais*.

Se diferencian principalmente por la duración del ciclo vegetativo: en unas dura seis meses y la cosecha se produce en otoño, en otras dura cuatro y la recogida se da en pleno verano, y las pertenecientes a un tercer grupo tienen un ciclo de tres meses y se cosechan a finales del período estival.

La parte comestible está constituida por la característica mazorca, formada por un robusto troncho central, en el que están incrustados en filas longitudinales los granos.

Éstos pueden consumirse de varios modos: enteros como *cornflakes*, hervidos, tostados, o tostados e hinchados (palomitas de maíz o *popcorn*).

La harina resultante de la molienda de los granos de maíz se emplea fundamentalmente para la preparación de la polenta, no siendo apropiada en la panificación debido a su carencia de gluten.

Valor nutritivo

La calidad de las proteínas del maíz es mediocre, inferior a la de las proteínas del trigo.

La principal proteína del maíz, la ceína, carece de un aminoácido esencial, la lisina, además de ser muy pobre en triptófano, otro aminoácido.

Las vitaminas presentes son la B_1 y la B_2, en cambio la PP se encuentra prácticamente ausente, pues, si bien está contenida en la parte más externa del grano, el estrato aleurónico, éste queda eliminado durante la molienda. Además, los restos de vitamina PP que quedan en la harina se encuentran en forma no asimilable.

Precisamente la falta de dicha vitamina ocasionaba, en épocas distintas a la nuestra, la pelagra, un síndrome de carencia nutritiva.

Con el fin de aumentar el valor nutritivo de la polenta, debe ser acompañada por productos lácteos, huevos o carnes, preferentemente grasas.

Combinaciones	
Aconsejadas	*Desaconsejadas*
cereales y derivados, patatas, leche, hortalizas	fruta, leche, carnes, pescados y quesos no grasos

MALTA

Con este nombre se designan, en general, los granos germinados de varios cereales: centeno, trigo, arroz, maíz y cebada.

La malta de la cebada es muy utilizada en la fabricación de cerveza y whisky. Durante la germinación de este cereal, llevada a cabo mediante la maceración en agua de sus cariópsides, se forman enzimas capaces de transformar el almidón en dextrinas y glucosa, de la que se formará el alcohol, durante la sucesiva fermentación.

La malta se destina igualmente a la elaboración de un sucedáneo de café, a la panificación y a la fabricación de dulces y pasteles.

MANDARINA

Calorías	41	Colesterol	0
Prótidos 0,7	*Lípidos* 0,4	*Glúcidos* 9,1	

Contraindicada en los casos de: gastritis hiperclorhídrica, úlcera gastroduodenal.

Es un agrio originario de China e introducido en Europa a principios del siglo xix, donde se cultiva, sobre todo en las regiones meridionales.

Es especialmente abundante en vitamina C.

De su corteza se extrae un aceite esencial empleado en la preparación de algunos licores.

Combinaciones	
Aconsejadas	*Desaconsejadas*
agrios, manzanas, peras, melocotones, fresas, ciruelas, kiwis	cereales y derivados, leche, patatas, legumbres, huevos, despojos, carnes, pescados y quesos grasos, espárragos, zanahorias, pimientos, espinacas

MANDIOCA

La planta de la mandioca, *Manihot esculenta*, es muy importante en la alimentación de varios países tropicales y subtropicales de Suramérica, de donde procede, y de África occidental.

Su aspecto es el de un arbusto o el de un árbol pequeño siempre verde.

En alimentación se aprovechan los grandes tubérculos en los que terminan sus raíces. Existen numerosas variedades de mandioca: la más corriente en nutrición es la dulce.

Los tubérculos, de los que se saca la tapioca, pueden consumirse hervidos. Desmenuzados y cocidos al horno constituyen un dulce llamado pan de mandioca.

MANGO

Calorías	73	Colesterol	0
Prótidos 0,7	*Lípidos* 0,4	*Glúcidos* 16,8	

Es el fruto de la *Magnifera indica*, un árbol cultivado en todas las zonas tropicales.

Existen diversas variedades. Las mejores producen un fruto de pulpa amarilla, homogénea y que se deshace en la boca, de sabor entre ácido y dulce, en el centro de la cual se halla la semilla, de tamaño considerable. El mango, de forma oval, puede llegar a alcanzar las dimensiones de un melón, y cuando está maduro, su corteza es dura y lisa, de color amarillo oscuro, verde o rojo.

Su contenido en glúcidos es relevante.

Combinaciones	
Aconsejadas	*Desaconsejadas*
quesos, carnes y pescados no grasos, frutos secos, manzanas, peras, melocotones, ciruelas, albaricoques, kiwis	cereales y derivados, patatas, leche, legumbres, despojos, huevos, carnes, pescados y quesos grasos, acelgas, setas, berza, pimientos

MANTECA DE CERDO

Calorías 893	Colesterol 70
Prótidos 0,3 *Lípidos* 99 *Glúcidos* 0	

Contraindicada en los casos de: hipertensión, digestión lenta, enfermedades cardiovasculares, exceso de peso.

La manteca se extrae de la pella, es decir, de los depósitos de grasa internos del cerdo: tras el sacrificio del cerdo, la grasa perirrenal, la que procede del mesenterio y la abdominal son extraídas, trituradas y fundidas.

De la fusión deriva un líquido oleoso que, al enfriarse, se solidifica en una pasta blanca, la manteca, conservada en recipientes cerrados o en las vejigas del cerdo o de algunas reses.

A las partes que no se funden, pequeños residuos de los tejidos del animal, se les llama chicharrones. Con el fin de extraer la grasa que contienen, se procede a su prensado. El punto de fusión de la manteca es elevado y, por lo tanto, la resistencia de ésta a los tratamientos térmicos es notable. Si bien confiere un aroma especial a los fritos, es un alimento hipercalórico de digestión difícil, por lo que su consumo ha de limitarse en lo posible.

Combinaciones	
Aconsejadas	*Desaconsejadas*
hortalizas	agrios, manzanas, kiwis, melocotones, ciruelas, peras, fresas, leche

MANTEQUILLA

Calorías	787	Colesterol	250
Prótidos 0,3	*Lípidos* 87	*Glúcidos* 0,4	

Contraindicada en los casos de: hiperlipemia, hipercolesterolemia, exceso de peso.

No es aconsejable, en ningún caso, abusar de la mantequilla, de la que deben consumirse pequeñas porciones, debido a su alto porcentaje de colesterol y a su elevado poder energético.

La mantequilla es una grasa semisólida a temperatura ambiente, elaborada con crema de leche pasteurizada y dejada en reposo.

Una mantequilla de calidad debe ser lustrosa, homogénea y compacta, aunque no excesivamente dura a temperatura ambiente.

El sabor y el olor, aun siendo poco intensos, resultan muy peculiares.

El color, entre blanco y amarillo, depende de la alimentación que hayan seguido las vacas: una dieta rica en forraje suministra pigmentos que confieren a la mantequilla una coloración más viva.

CONSERVACIÓN DE LA MANTEQUILLA

Aun siendo un alimento elaborado con crema pasteurizada, la mantequilla no es un producto estéril, al contrario, contiene bacterias en cantidades variables, que van de algún millar a millones por cada gramo.

En consecuencia, la mantequilla ha de mantenerse refrigerada o incluso congelada si su conservación debe prolongarse considerablemente.

Aparte de eso, debe protegerse de la luz, que sin duda influye negativamente sobre sus cualidades organolépticas, al acelerar la oxidación de las grasas y enranciar, por consiguiente, la mantequilla.

La peculiar propiedad de este alimento en absorber los aromas de las substancias con las que entra en contacto, aconsejan envolverlo en papel para uso alimentario, lejos de alimentos muy olorosos.

TECNOLOGÍA DE PRODUCCIÓN

Las principales operaciones son:

a) batido mecánico en recipientes llamados mantequeras. Durante esta fase los glóbulos de grasa se cohesionan, produciéndose un desvanecimiento del agua en la grasa;

b) la masa de grasa resultante es lavada con agua y a continuación comprimida y convertida en pasta mediante la acción de cilindros. En algunos casos se le añade sal.

c) la masa de grasa, homogénea y compacta, es modelada y envasada.

Un subproducto resultante de dichas operaciones es el *latticello*, el líquido que queda de la separación de la grasa. Es destinado, fundamentalmente, a la alimentación animal, a la extracción de la lactosa y, en los países anglosajones, a la preparación del denominado *buttermilk*, un tipo de bebida pensada para el consumo infantil.

VALOR NUTRITIVO

La mantequilla fresca se caracteriza por un punto de fusión bajo y, consecuentemente, por una buena digestibilidad: al deshacerse rápidamente en la boca, es atacada con mayor facilidad por las enzimas encargadas de la digestión de las grasas.

Por otro lado, el bajo punto de fusión de su componente principal, la grasa, convierte a la mantequilla en un alimento con el que no es conveniente guisar, puesto que las temperaturas elevadas la descomponen, provocando, entre otras consecuencias, la formación de acroleína, una substancia tóxica de olor y sabor desagradables.

La mantequilla es abundante en vitamina A, y contiene un porcentaje relevante de vitamina D.

MANZANA

Calorías	45	Colesterol	0
Prótidos 0,2	*Lípidos* 0,3	*Glúcidos* 10,4	

Es el fruto del *Malus communis*, un árbol perteneciente a la familia de las rosáceas, conocido por el hombre desde tiempos inmemoriales.

Hoy en día existen numerosísimas variedades que se distinguen por el color de la piel, por el tamaño, y por la consistencia, color y sabor de la pulpa. Las más comunes son:

— la **reineta**: de piel opaca de color amarillo, moteada de pequeñas manchas marrones. Se conserva durante mucho tiempo;
— la *red delicious*: de piel roja y pulpa blanca y harinosa;
— la *golden*: de piel de color amarillo dorado y pulpa blanca. Se conserva durante mucho tiempo;
— la *jonathan*: de color rojo y pulpa amarillenta.

Prescindiendo de estas diferencias, todas las variedades presentan una composición química y un valor nutritivo muy parecidos.

Es la fruta más rica en fructosa, un azúcar simple de inmediata utilización por parte de nuestro organismo. El contenido en vitamina C, hierro y potasio es moderado. Por otra parte, parece que la resistencia que ofrecen los materiales fibrosos a la masticación fortalece los dientes y beneficia las encías. Además, al ser rica en ácido tánico y pectina, posee propiedades astringentes a tener en cuenta en caso de diarrea.

La manzana se consume también en mermeladas, pasteles, bebidas alcohólicas, como la sidra, y jarabes.

La manzana de calidad tiene que ser fuerte, crujiente, del color intenso típico de la variedad.

Combinaciones	
Aconsejadas	*Desaconsejadas*
agrios, peras, melocotones, albaricoques, kiwis, ciruelas, plátanos, dátiles, carnes, pescados y quesos no grasos	mermeladas, legumbres, despojos, huevos, quesos, pescados y carnes grasos, mantequilla, tocino, margarina, espárragos, zanahorias, pimientos, espinacas, berzas

MANZANILLA

La manzanilla es una planta perteneciente a la familia de las compuestas, cuyas variedades más conocidas son la manzanilla *romana* y la manzanilla común.

La infusión de manzanilla, preparada con las flores secas, es un remedio muy antiguo: se elaboraban con ella lociones para el cuerpo y el cabello, y una mezcla de vino, azúcar y manzanilla se destinaba a la curación de dolencias de los riñones y la vejiga. Actualmente el consumo de infusión de manzanilla está muy extendido en varios países, no sólo por su sabor grato e intenso, sino también por su ligera acción como tranquilizante.

No posee poder calórico alguno, aunque, obviamente, azucarada suministra 4 calorías por cada gramo de azúcar.

A veces se destina a la aromatización de aperitivos y vermuts.

El jerez conocido como Manzanilla no tiene nada que ver con esta planta, pues dicha denominación procede de un topónimo.

MARGARINA

Calorías	760		Colesterol	0
Prótidos 0,6		*Lípidos* 84		*Glúcidos* 0,4

Contraindicada en los casos de: exceso de peso, hiperlipemia.

Se trata de un alimento que forma parte de la alimentación humana desde tiempos relativamente recientes, pues fue en 1869 cuando el científico francés Hippolyte Mège-Mouriès, por orden de Napoleón, consiguió preparar este nuevo alimento.

Los ingredientes originales eran la leche descremada y el sebo, la grasa de las reses.

Hoy en día se venden margarinas elaboradas casi únicamente con grasas vegetales.

ETAPAS DE PRODUCCIÓN

Comprende las siguientes fases:

— se emulsiona una fase grasa, formada por aceite y otras substancias grasas, además de los aditivos, colorantes y vitaminas, en una fase acuosa que contiene substancias solubles en el agua;
— batido de la mezcla;
— enfriamiento rápido de la emulsión resultante;
— laminación de la grasa sólida lograda en la fase precedente;
— configuración y envasado.

Una operación fundamental para el éxito de todo el proceso productivo es la hidrogenización de las grasas líquidas originales. Ésta permite la adición de átomos de hidrógeno en las cadenas de los ácidos grasos insaturados contenidos en las grasas del aceite original y la obtención de grasas sólidas, con un porcentaje bajo de ácidos grasos insaturados.

TIPOS DE MARGARINA

La ley ha establecido una cantidad mínima de substancias grasas para la margarina: deben contener un mínimo de 84 gramos de grasa y un máximo de 15 gramos de agua por cada 100 gramos de producto.

Durante su fabricación se permite la utilización de aditivos químicos, como por ejemplo:

— ácido sórbico, que prolonga su conservación;
— aromas naturales y colorantes, que le confieren un aspecto más atractivo;

— lecitina, destinada a emulsionar mejor los distintos ingredientes y a proteger el producto contra las oxidaciones.

Partiendo del grado de hidrogenización del aceite original, las margarinas se distribuyen en tres grupos:

— **margarinas sólidas**: se consiguen con la hidrogenización total del aceite. Son las que resultan más económicas, y su consistencia es muy dura;
— **margarinas semisólidas**: se obtienen de la mezcla de un 10-30% de aceite hidrogenado con un 70-90% de aceite no hidrogenado;
— **margarinas para untar**: se obtiene de la mezcla del 40-60% de un aceite monospermo con el 60-40% del mismo aceite sometido a una hidrogenización parcial.

VALOR NUTRITIVO

Contrariamente a la opinión común, el contenido calórico de la margarina es superior al de la mantequilla, considerando las mismas cantidades de una y otra.

Las margarinas vegetales carecen de colesterol, mientras que aquéllas fabricadas sólo con un tercio de grasas vegetales pueden llegar a contener 50 miligramos por cada 100 gramos.

Durante la hidrogenización de los aceites se da una disminución del valor nutritivo al sufrir una drástica reducción los ácidos grasos polinsaturados.

En este sentido, las mejores margarinas son, sin duda, las pertenecientes a la tercera categoría, en las que, de hecho, la proporción ácidos grasos polinsaturados/saturados es 1,7, la más elevada de todos los tipos de margarina.

Los ácidos grasos polinsaturados desempeñan un papel importante en nuestro organismo, hasta el punto de ser considerados indispensables para la salud. Sin embargo, existen algunos que, al no ser sintetizables por nuestro organismo, éste debe encontrarlos ya preparados en los alimentos.

Combinaciones	
Aconsejadas	*Desaconsejadas*
hortalizas	aceite, mantequilla, nata, tocino, mermeladas, quesos, pescados y carnes, despojos, huevos, cereales y derivados, patatas, leche, legumbres, plátanos, dátiles, caquis

MAHONESA

Calorías	657	Colesterol	70
Prótidos 4,2	*Lípidos* 70	*Glúcidos* 2,2	

Contraindicada en los casos de: diabetes, exceso de peso, enfermedades hepáticas.

Se trata de una salsa cruda elaborada con yemas de huevo, aceite, zumo de limón o vinagre y sal. La lecitina presente en la yema permite la formación de una emulsión estable entre el aceite y el zumo de limón o el vinagre.

El valor calórico de este alimento es muy alto.

MAZAPÁN

Calorías	286	Colesterol	0
Prótidos 11,2	*Lípidos* 5,8	*Glúcidos* 55,4	

Contraindicado en los casos de: diabetes, exceso de peso.

Es un producto característico de la pastelería europea meridional, hecho con pasta de almendras, huevos y azúcar.

Combinaciones	
Aconsejadas	*Desaconsejadas*
cereales y derivados, patatas, hortalizas, legumbres	fruta, leche, quesos, carnes y pescados no grasos

MEJILLÓN

Calorías 87,5	Colesterol 100
Prótidos 11,7 *Lípidos* 2,7 *Glúcidos* 3,4	

Contraindicado en los casos de: digestión lenta.

Es un molusco de concha bivalva que, como todos los lamelibranquios, filtra con sus branquias grandes cantidades de agua, reteniendo las partículas en suspensión y los microorganismos presentes en ella.

Es evidente que, si vive en aguas contaminadas, puede convertirse en un peligroso portador de enfermedades infecciosas, como el cólera y la hepatitis viral. Por ello, han de someterse siempre a una cocción. Su carne no es fácilmente digerible, debido a ser considerablemente rica en tejido conjuntivo.

Su contenido en hierro es excelente.

Combinaciones	
Aconsejadas	*Desaconsejadas*
pescados no grasos, frutos secos, setas, calabacines, lechuga, judías tiernas, berenjenas, apio, manzanas, peras, melocotones, endibias, albaricoques, plátanos	leche, patatas, legumbres

MEJORANA

Contraindicada en los casos de: hiperclorhidria.

Es una planta de la familia de las labiadas, originaria de Oriente Medio, cuyas flores son muy utilizadas en la aromatización de aperitivos, licores y diversas preparaciones culinarias. Su sabor amargo se debe a derivados del terpeno y al alcanfor presentes en el aceite esencial.

MELOCOTÓN

Calorías	30	Colesterol	0
Prótidos 0,8	*Lípidos* 0,1	*Glúcidos* 6,9	

Es el fruto del melocotonero, *Prunus persica*, un árbol originario de China y perteneciente a la familia de las rosáceas.

Es una drupa de forma redondeada, recubierta de una piel vellosa muy fina. En el interior de la pulpa se encuentra el hueso, que encierra una almendra oleaginosa y amarga debido a la presencia de amigdalina, un glucósido tóxico.

En algunas variedades el hueso está firmemente adherido a la pulpa; en cambio, en otras se desprende de ella con facilidad.

Se encuentran en el mercado desde mayo hasta agosto.

Su conservación no es muy duradera: pueden permanecer en el frigorífico un máximo de tres semanas.

La peculiaridad común a todas las variedades es el ser muy abundantes en agua, lo que hace que esta fruta sea especialmente agradecida durante el verano.

Además de apagar la sed, su poder calórico es irrelevante, al ser escaso su contenido en principios nutritivos.

Antes de comerla, es aconsejable lavarla con esmero, pues en la piel vellosa que la recubre es fácil encontrar substancias que han estado en contacto con el fruto.

Con los melocotones se elaboran mermeladas. Algunas variedades muy concretas se destinan a la preparación de esta fruta en almíbar.

Combinaciones	
Aconsejadas	*Desaconsejadas*
agrios, manzanas, peras, ciruelas, fresas, kiwis, carnes, quesos y pescados no grasos	cereales y derivados, patatas, legumbres, despojos, huevos, aceite, mantequilla, carnes, leche, quesos y pescados grasos, espárragos, zanahorias, pimientos

MELÓN

Calorías	30	Colesterol	0
Prótidos 0,8	*Lípidos* 0,2	*Glúcidos* 7,4	

Contraindicado en los casos de: digestión lenta.

Es el fruto del *Cucumis melo*, una planta perteneciente a la familia de las cucurbitáceas.

El gran contenido en agua de este fruto lo convierte en muy apetecible en los meses de verano.

Las diversas variedades se consumen generalmente apenas efectuada su recogida. En cambio el melón de Malta, llamado también melón de invierno, puede conservarse y consumirse en dicha época del año.

Un melón de calidad debe ser compacto y resonar al recibir unas ligeras percusiones.

La zona cercana a los dos polos es la que posee un aroma más intenso.

Su valor nutritivo es bajo.

Combinaciones	
Aconsejadas	*Desaconsejadas*
sandía	cereales y derivados, leche, patatas, legumbres, berzas, zanahorias, espinacas, espárragos, carnes, aceite, pescados y quesos grasos, mantequilla, margarina

MELÓN DE AGUA

Véase: sandía.

MEMBRILLO

Calorías	25	Colesterol	0
Prótidos 0,3	*Lípidos* 1	*Glúcidos* 6,3	

Es el fruto del *Cydonia oblonga*, un árbol perteneciente a la familia de las rosáceas.

Su carne, dura y muy perfumada, se consume preferentemente cocida, en dulce.

Su abundancia en fibra, y, por lo tanto, su escasa digestibilidad, desaconsejan el consumo de esta fruta fresca.

Combinaciones	
Aconsejadas	*Desaconsejadas*
agrios, peras, melocotones, kiwis, ciruelas, quesos, nes y pescados no grasos	mermeladas, cereales y derivados, legumbres, car- quesos, carnes y pescados no grasos, despojos, huevos, leche, mantequilla, aceite, margarina, berzas, pimientos, zanahorias, espinacas, espárragos

MENTA

La especie más importante de estas plantas pertenecientes a la familia de las labiadas es la *Mentha piperita*.

De sus hojas se extrae una esencia destinada a la aromatización de aperitivos, licores, bebidas no alcohólicas y pasteles.

Las hojas se emplean también en la cocina para perfumar diversos platos.

MERLUZA

Calorías	71	Colesterol	50
Prótidos 17	*Lípidos* 0,3	*Glúcidos* 0	

Contraindicada en los casos de: uricemia, gota.

La merluza, *Gadus morrhua*, es un pez que se encuentra sólo en el Atlántico septentrional.

En el Mediterráneo existe una especie de la misma familia, el *Merlucius vulgaris*, de tamaño menor, cuerpo alargado recubierto de escamas lisas y mandíbula inferior más larga que la superior. Se pesca a distintas profundidades, todas ellas arenosas.

La merluza es un pescado carente de grasa, cuya carne, si bien no resulta demasiado sabrosa, es muy digestiva si se consume fresca.

El *pejepalo* y el bacalao, resultado de su desecación, o salazón y sucesivo secado al aire, son más indigestos.

De su hígado se extrae un aceite muy rico en vitamina D.

Combinaciones	
Aconsejadas	*Desaconsejadas*
pescados no grasos, plátanos, dátiles, manzanas, peras, melocotones, ciruelas, kiwis, albaricoques, judías tiernas, berenjenas, pepinos, apio, achicoria, endibias, lechuga, calabacines	cereales y derivados, patatas, leche, legumbres

MERMELADA

Mermelada de albaricoque

Calorías	208		Colesterol	0
Prótidos 0,7		*Lípidos* 0,2		*Glúcidos* 56,6

Contraindicada en los casos de: diabetes, exceso de peso.

La mermelada es un alimento substancialmente distinto a la fruta de origen.

Su característica principal es el elevadísimo porcentaje de azúcar, aproximadamente el 60%, añadido a la fruta triturada y esterilizada, con el fin de garantizar la larga conservación del producto.

El valor nutritivo de la mermelada reside en su gran poder energético, decididamente mayor que el de la fruta con la que se elabora. Por otra parte, es preciso señalar que las operaciones de preparación ocasionan un drástico empobrecimiento del contenido vitamínico.

Este producto es apreciado, sobre todo, por lo grato de sus características organolépticas, por su notable digestibilidad y por el rápido suministro de energía que proporciona a nuestro organismo. Además de las contraindicaciones nombradas anteriormente, hay que recordar que este alimento provoca caries.

La industria alimentaria pone a disposición del consumidor tres productos diferentes:

— confitura: se refiere a un producto a base de pulpa de una o más frutas, con la salvedad de los agrios. La cantidad de pulpa debe ser de, como mínimo, 350 g por cada 1.000 de producto;

— confitura extra: se distingue de la precedente por el contenido en pulpa, que no debe ser inferior a los 450 g por cada 1.000 de producto;

— mermelada: se elabora con pulpa, puré y corteza de agrios. Debe contener, como mínimo, 200 g de fruto por cada 1.000 de producto.

Estas proporciones tienen como finalidad la defensa del consumidor, pues de hecho, en la preparación industrial de mermeladas está extendida la práctica de añadir substancias condensadoras que puede tener como consecuencia la obtención de productos con un porcentaje de fruta considerablemente inferior. Las mermeladas caseras, aparte de contener pulpa en cantidades seguramente superiores, no contienen colorantes ni conservantes.

Para lograr un producto de inmejorables propiedades organolépticas, es preciso escoger fruta que esté en excelentes condiciones. Los botes utilizados deben ser previamente lavados y secados minuciosamente.

La mermelada se deposita en los botes, que deben ser inmediatamente cerrados, cuando todavía está caliente. Una vez abiertos es aconsejable que permanezcan en el frigorífico.

Las mermeladas caseras son más susceptibles de enmohecerse que las industriales, pues durante su elaboración se produce con mayor facilidad el contacto entre el producto apenas hecho y el ambiente.

Combinaciones	
Aconsejadas	*Desaconsejadas*
	agrios, albaricoques, manzanas, peras, melocotones, ciruelas, kiwis, cereales y derivados, patatas, leche, legumbres, carnes, pescados y quesos grasos, espárragos, pimientos, zanahorias, espinacas, berzas

MERO

Calorías	80	Colesterol	65
Prótidos 17,9	*Lípidos* 0,7	*Glúcidos* 0,6	

La especie más conocida es el *Epinephelus guaza*, llamado también mero negro.

La carne de este pescado es muy estimada, particularmente adecuada en la alimentación de los niños debido a su elevado contenido en proteínas y a su escasez de lípidos. Además de eso, resulta muy digerible.

Combinaciones	
Aconsejadas	*Desaconsejadas*
pescados no grasos, piña, plátanos, manzanas, peras, melocotones, ciruelas, fresas, kiwis, apio, lechuga, berenjenas, calabacines, endibias	cereales y derivados, patatas, leche, legumbres

MIEL

Calorías 313		Colesterol 0
Prótidos 0,6	*Lípidos* 0	*Glúcidos* 80,3

Contraindicada en los casos de: exceso de peso, diabetes.

La miel es el producto que las abejas elaboran a partir del néctar o de las substancias dulces procedentes de las plantas.

Los griegos la consideraban el alimento de los dioses y los héroes y fue enormemente utilizada por los romanos en numerosas preparaciones alimentarias. Sólo la llegada del azúcar de caña y de remolacha consiguió desbancar la miel, que hasta entonces había sido el edulcorante más empleado, además de ser considerado como una auténtica panacea.

Hoy en día, constituyendo uno de los ingredientes más frecuentes de los productos de pastelería, ha sido revalorizado por su valor nutritivo: según la opinión de numerosos expertos, la miel, especialmente la no refinada, es un eficaz medio de protección contra las consecuencias del estrés físico.

Pero no son éstas sus únicas cualidades: tiene virtudes emolientes y calmantes, funciona como coadyuvante en la curación de la anemia y la arterioesclerosis y es, además, un remineralizante.

Tipos de miel

El mercado nos ofrece una gran variedad de productos que se distinguen entre sí por las técnicas de extracción del panal, y por su color, olor, sabor y consistencia, características todas muy relacionadas con las flores de las que han libado las abejas.

Existe la miel centrifugada, resultado de centrifugar los panales, la miel prensada, obtenida mediante el prensado de los panales, y la miel escurrida, fruto de su separación espontánea del panal.

La consistencia de la miel depende de su contenido en glucosa: cuanto mayor sea la cantidad de este azúcar, más granulosa y opaca será la miel. El paso del tiempo también determina una consistencia granulosa, por lo que un producto apenas conseguido será más fluido que otro envejecido.

Sobre la base de la nutrición, es conveniente diferenciar la miel industrial y la miel no refinada.

La primera ha sido sometida a un tratamiento térmico de estabilización, la pasteurización, que disminuye su valor vitamínico y destruye las enzimas activas de los que está dotada.

Sin duda, es aconsejable el consumo de miel «en bruto», producida en zonas alejadas de la contaminación.

Al tratarse de un producto higroscópico, la miel absorbe con facilidad la humedad del aire, por lo que es conveniente conservarla en lugares frescos y secos, y además protegerla de la luz.

Valor nutritivo

La miel es un alimento rico en azúcares, glucosa y fructosa, rápidamente asimilables por el organismo, al que proporcionan energía inmediata. En consecuencia, es muy apropiada en la dieta de los deportistas.

Por otro lado, la presencia de enzimas activas, minerales y substancias de acción antibiótica fortalecen las defensas contra las enfermedades infecciosas.

Su digestibilidad es excelente.

Resulta especialmente indicada para los niños, los ancianos y las mujeres embarazadas o en período de lactancia.

Igualmente significativo es su contenido vitamínico, sobre todo en vitamina C y en las del grupo B.

| Combinaciones ||
Aconsejadas	*Desaconsejadas*
plátanos, dátiles, manzanas, peras, melocotones, ciruelas, kiwis, albaricoques	cereales y derivados, leche, patatas, legumbres, carnes, pescados y quesos grasos, despojos, huevos, espárragos, espinacas, zanahorias, pimientos

MOLLEJA

Calorías 107,8		Colesterol	260
Prótidos 18,8	*Lípidos* 3,0	*Glúcidos* 0	

Contraindicada en los casos de: hipercolesterolemia, uricemia, gota, arterioesclerosis.

Este nombre se refiere al páncreas, las glándulas salivares y el timo, una glándula ubicada en la base del cuello que interviene en la regulación del crecimiento: de hecho está más desarrollada en los animales jóvenes, y tiende a atrofiarse en los individuos adultos. Su elevado contenido en proteínas y escaso porcentaje de grasas lo convierten en un alimento de elevado valor nutritivo. No obstante, no resulta conveniente el consumo regular de este despojo, pues la presencia de grandes cantidades de colesterol y nucleoproteínas provocan la formación de ácido úrico. Debido a esto el consumo de animella está desaconsejado a las personas que padecen de uricemia y gota.

Combinaciones

Aconsejadas	*Desaconsejadas*
hortalizas, carnes, magras, fruta en general	cereales y derivados, legumbres, leche, patatas

MORA

Zarzamora

Calorías 35	Colesterol 0
Prótidos 1 *Lípidos* 0,6 *Glúcidos* 6,5	

Contraindicada en los casos de: gastritis hiperclorhídrica.

La zarzamora es el fruto de color negro-morado y sabor entre ácido y dulce producido por el *Rubus ulmifolius*, un arbusto silvestre que crece en los bosques.

Se consume, aparte de fresca, como mermelada y gelatina.

Julio y agosto son los meses mejores para su recogida.

Existe también la mora de moral, producida por el moral blanco y el moral negro.

El fruto del moral negro es de color negro brillante y sabor entre dulce y ácido, en cambio el del moral blanco es de color rojo y sabor más dulce.

Poseen un notable contenido en vitamina C.

Combinaciones	
Aconsejadas	*Desaconsejadas*
agrios, miel, quesos, carnes y pescados no grasos, manzanas, peras, plátanos, dátiles, melocotones, albaricoques,	cereales y derivados, leche, patatas, legumbres, aceite, mantequilla, nata, quesos, pescados y carnes no grasos, zanahorias, espinacas, espárragos

MORENA

Calorías 100		Colesterol 65
Prótidos 17,6	*Lípidos* 2,7	*Glúcidos* 1,3

Se aconseja moderar su consumo en los casos de: uricemia, gota.

La morena, *Muraena helena*, es un pez parecido a la anguila, corriente en nuestros mares. Puede llegar incluso al metro y medio de largo. Vive preferentemente en lugares rocosos y profundos, y en invierno se aproxima a la costa para su reproducción. Sus carnes, con un contenido modesto en grasas, son muy estimadas.

Combinaciones	
Aconsejadas	*Desaconsejadas*
pescados no grasos, kiwis, albaricoques, fresas, ciruelas, manzanas, peras, melocotones, acelgas, judías tiernas, calabacines, berenjenas, lechuga	cereales y derivados, patatas, legumbres

MORTADELA

De carne de cerdo y de vacuno

Calorías	390	Colesterol	40

Prótidos 13,3   *Lípidos* 37   *Glúcidos* 0,5

Contraindicada en los casos de: colitis, enfermedades hepáticas, arterioesclerosis.

La mortadela es un embutido cocido constituido por una pasta compuesta por carne magra de cerdo o de cerdo y de vacuno, y por grasa de a pedacitos, estómago, tripa y piel de cerdo.

En primer lugar, la carne y la grasa son sometidas a una trituración finísima. A la mezcla resultante se añaden los trocitos de grasa, las especias, la leche en polvo y varios aditivos. Finalmente, el producto es embutido y cocido.

La temperatura a la que se llega en esta fase, muy delicada, depende de la calidad de las carnes y el resto de los ingredientes. En las mortadelas de primera calidad se alcanzan los 100 °C, aproximadamente, llegando la parte central del embutido a los 75 °C.

Los productos de menor calidad alcanzan temperaturas no superiores a los 80-85 °C.

Las altas temperaturas, además de asegurar una mayor higiene, confieren al producto un mejor aroma y sabor.

Como envoltorio se emplean vejigas de cerdo o de vacuno, o bien materiales artificiales.

Por otro lado, el precio y la calidad de la mortadela también depende de las cantidades en que han intervenido los distintos ingredientes.

Combinaciones	
Aconsejadas	*Desaconsejadas*
hortalizas	fruta, leche, mermeladas

MOSTAZA (FRUTA)

Contraindicada en los casos de: hiperclorhidria, úlcera gastroduodenal.

Esta denominación se refiere a dos preparaciones distintas: salsa elaborada con las semillas de la mostaza, y la fruta confitada a la que se añade harina de mostaza.

El poder calórico de la mostaza de fruta es de unas 300 calorías por cada 100 gramos.

MOSTAZA (SALSA)

Contraindicada en los casos de: hiperclorhidria.

De la molienda de las semillas de dos plantas crucíferas, la *Brassica nigra*, llamada mostaza negra y la *Sinapis alba*, mostaza blanca, se obtiene una harina destinada a la elaboración de salsas picantes.

El polvo de mostaza contiene una enzima que ocasiona el sabor picante de las salsas al ponerse en contacto con agua. Por ello, las semillas molidas y mezcladas con agua se dejan reposar durante algunos minutos antes de ser empleadas.

La mostaza blanca al poseer, además, un considerable poder como conservante, se utiliza en las conservas en vinagre.

La mostaza negra, de aroma más intenso, y la blanca, constituyen uno de los condimentos de la mostaza, cuya representante más famosa es sin duda la de Dijon.

MOZZARELLA

Calorías	245	Colesterol	85
Prótidos 19,9	*Lípidos* 16,1	*Glúcidos* 4,9	

Contraindicada en los casos de: hiperlipemia, hipercolesterolemia, exceso de peso.

Desde hace ya algunos años, la ley permite que también a los quesos elaborados con leche de vaca se les denomine mozzarella. En realidad, mientras que dicho nombre estaba reservado para el queso fabricado con leche de búfala, el término *fior di latte* se refería a la mozzarella elaborada con leche de vaca.

Es un queso de pasta «hilada», de color blanco, sabor refrescante y consistencia blanda. Su maduración es extraordinariamente rápida: al cabo de un día de su producción puede ser inmediatamente consumido.

Contrariamente a la opinión común, la mozzarella no pertenece al grupo de los quesos no grasos, y no posee virtud adelgazante ninguna. Lo cierto es que resulta muy rica en grasas, al igual que la mayoría de los quesos. Incluso su supuesta condición de queso «ligero» resulta infundada, pues al ser de pasta «hilada» posee una digestibilidad más bien mediocre.

No aconsejamos su inmersión en leche, pues deteriora sus características organolépticas.

Tampoco es recomendable someterla a bruscos cambios de temperatura, como el que podría sufrir al trasladarla del congelador a temperatura ambiente.

Combinaciones	
Aconsejadas	*Desaconsejadas*
frutos secos, quesos no grasos, plátanos, caquis, manzanas, peras, kiwis, melocotones, albaricoques, ciruelas, acelgas, calabacines, berenjenas, apio, lechuga, pepinos, coliflor	cereales y derivados, patatas, leche, legumbres

MÚJOL

Calorías	101	Colesterol	65
Prótidos 15,8	*Lípidos* 6,8	*Glúcidos* 0,7	

Contraindicado en los casos de: uricemia, gota.

El mújol, *Mugil cephalus*, es un pez marino que en determinadas ocasiones puede remontar los ríos. Su carne semigrasa es excelente, aunque puede tener un sabor desagradable si se pesca en aguas sucias.

Combinaciones	
Aconsejadas	*Desaconsejadas*
pescados no grasos, piña, plátanos, manzanas, peras, melocotones, ciruelas, fresas, kiwis, apio, berenjenas, calabacines, lechuga, endibias, frutos secos	cereales y derivados, patatas, leche, legumbres

N

NABO

Calorías	16	Colesterol	0
Prótidos 1	*Lípidos* 0	*Glúcidos* 3,3	

El nabo, *Brassica campestris*, variedad *rapa*, es una planta herbácea perteneciente a la familia de las crucíferas.

De él se aprovechan las raíces, de forma abultada y pulpa blanca, y los tallos florales, que constituyen las *cime di rapa.*

El valor calórico del nabo es bajo, en cambio su contenido en fibra resulta elevado, por lo que la digestión de esta hortaliza puede ser algo laboriosa.

Combinaciones	
Aconsejadas	*Desaconsejadas*
hortalizas, cereales y derivados, aceite, mantequilla, huevos, carnes, despojos, pescados y quesos grasos	fruta, mermeladas, leche

NARANJA

Calorías	53	Colesterol	0
Prótidos 1	*Lípidos* 0,2	*Glúcidos* 11,7	

Contraindicada en los casos de: úlcera gastroduodenal, gastritis hiperclorhídrica.

El naranjo, *Citrus sinensis*, pertenece a la familia de las rutáceas. La corteza del fruto, más o menos gruesa, encierra los gajos, cada uno de ellos contenido en una delgada película. Su zumo es dulce y ligeramente ácido, debido a la presencia de ácido cítrico. Como sucede en todos los agrios, es abundante en vitamina C, y por lo tanto muy aconsejable para curar los resfriados. Es posible encontrar distintas variedades de naranja en el mercado desde noviembre hasta mayo.

De hecho, no existen diferencias substanciales entre ellas, desde un punto de vista nutritivo. Lo que sí cambia es la forma, la consistencia de la corteza y el color de la pulpa.

Una corteza opaca, la presencia de moho, o un peso del fruto que no corresponda a su tamaño son factores que desaconsejan su adquisición.

Combinaciones	
Aconsejadas	*Desaconsejadas*
agrios, albaricoques, kiwis, cerezas, piña, manzanas, peras, fresas, frutos secos	quesos, pescados y carnes grasos, leche, huevos, patatas, legumbres, cereales y derivados

NATA (CREMA DE LECHE)

Crema para montar

Calorías	337		Colesterol	140
Prótidos 2,3		*Lípidos* 35		*Glúcidos* 3,4

La nata se obtiene de centrifugar la leche. Se trata de un producto que participa de las características de la mantequilla y de la leche. De hecho contiene todos los componentes de esta última, si bien presenta una mayor concentración de lípidos y vitaminas hidrosolubles, como son la D y la A.

La nata puede también ser resultado de un afloramiento espontáneo de la grasa de la leche, en cuyo caso se hablará de nata de afloramiento. Su contenido en grasas es menor que el de la centrifugada, pudiendo llegar a los 20-30 gramos por cada 100 gramos de producto.

La crema de leche utilizada para cocinar debe tener un porcentaje mínimo de grasas del 15%.

Por lo que respecta a la utilizada para montar, al ser mucho más grasa (el contenido mínimo es de un 35%), resulta de difícil digestión.

Es fácil que en este producto se dé algún tipo de oxidación, y que adquiera un sabor desagradable.

Debe conservarse en el frigorífico, y protegerse de la luz.

Combinaciones	
Aconsejadas	*Desaconsejadas*
hortalizas	agrios, manzanas, peras, ciruelas, melocotones, albaricoques, kiwis, leche

NÍSPERO

Calorías	28		Colesterol	0
Prótidos 0,4		*Lípidos* 0,4		*Glúcidos* 6,1

Con este nombre se designa generalmente el fruto del níspero del Japón, *Eriobotrya japonica*, un árbol originario de China y Japón.

Es un fruto de sabor acídulo, que madura en primavera.

No debe confundirse con el fruto del níspero común, *Mespilus germanica*, de escaso interés alimentario.

Combinaciones	
Aconsejadas	*Desaconsejadas*
agrios, manzanas, peras, melocotones, albaricoques, kiwis, ciruelas, dátiles, plátanos, carnes, pescados y quesos no grasos	cereales y derivados, patatas, leche, legumbres, aceite, mantequilla, huevos, espárragos, espinacas, zanahorias, pimientos, carnes, pescados y quesos grasos

NUEZ

Nuez fresca

Calorías	670	Colesterol	0
Prótidos 15,6	*Lípidos* 63,3	*Glúcidos* 11,2	

Contraindicada en los casos de: exceso de peso, gastritis, enfermedades hepáticas.

La nuez es una drupa con esocarpo exterior carnoso, constituido por una corteza verde. En el interior de ésta se halla el endocarpio leñoso que encierra la semilla, la parte comestible. El árbol que la produce fue introducido en Grecia cientos de años antes del nacimiento de Cristo procedente de Persia.

Es el fruto con cáscara más consumido, y también el más calórico. Su contenido en agua es sólo de un 6%, mientras que en la fruta fresca éste fluctúa entre el 70 y el 90%.

Al ser muy abundante en grasas, no sólo es inapropiada en las dietas adelgazantes, sino que cualquier régimen dietético debería moderar su consumo.

Las grasas de las nueces que se guardan durante mucho tiempo pueden sufrir un proceso de oxidación y conferir un sabor rancio al alimento.

Combinaciones	
Aconsejadas	*Desaconsejadas*
hortalizas	fruta, mermeladas, leche

NUEZ MOSCADA

Es la semilla de los frutos de un árbol cultivado en zonas tropicales. Su sabor amargo y picante es muy peculiar.

Se destina a la aromatización de varios platos, así como a la preparación de licores y bebidas alcohólicas.

O

OCA

Calorías 373	Colesterol 110
Prótidos 15,8 *Lípidos* 34,4 *Glúcidos* 0	

Contraindicada en los casos de: uricemia, gota, exceso de peso, digestión lenta, enfermedades hepáticas.

La oca doméstica es un ave de carne muy grasa y poco digerible, especialmente si proceden de un animal adulto.

La mejor época para adquirir una oca joven, de unos 3-4 kg de peso, es la primavera. En cambio las ocas mayores, que pueden llegar a los 10 kg, es preferible comprarlas entre los meses de diciembre y enero.

La grasa que se obtiene al guisar la carne de este animal puede conservarse durante mucho tiempo y ser utilizada para condimentar diversos platos.

Entre los productos derivados de este animal, no podemos olvidar el famoso *pâté de foie gras*, elaborado con el hígado de un tipo de oca.

Combinaciones	
Aconsejadas	*Desaconsejadas*
hortalizas	fruta, mermeladas, leche

OLIVA

Calorías	235		Colesterol	0
Prótidos 1,6		*Lípidos* 25,1		*Glúcidos* 0,8

El olivo, *Olea europae*, es un árbol extendido por los países mediterráneos desde hace ya varios milenios.

Su fruto es una drupa de forma oval recubierta por una piel que se vuelve morada cuando aquél está maduro.

Bajo la piel, o esocarpio, se encuentra el mesocarpio o pulpa, que contiene la mayor parte de los lípidos y que adquiere consistencia a medida que el fruto va madurando.

El hueso, en el centro de la pulpa, encierra en su cáscara leñosa la semilla.

La oliva es destinada principalmente a la extracción de aceite. Sólo una pequeña parte de la producción se destina a su consumo directo. Las olivas verdes se conservan en salmuera, mientras que las negras se secan al sol o al horno y se conservan también en salmuera.

Combinaciones	
Aconsejadas	*Desaconsejadas*
hortalizas	agrios, manzanas, peras, melocotones, ciruelas, fresas, kiwis, leche

ORÉGANO

Es aconsejable un moderado consumo en los casos de gastritis hiperclorhídrica.

El *Origanum vulgare* es una planta herbácea de la familia de las labiadas, que crece silvestre en lugares soleados.

Se utiliza mucho como aromatizante de numerosos platos. Sus flores, verdes o secas, contienen un aceite esencial de peculiar sabor aromático.

OSTRA

Calorías	73	Colesterol	50
Prótidos 10,2	*Lípidos* 0,9	*Glúcidos* 5,4	

Contraindicada en los casos de: uricemia, gota, digestión lenta.

Este molusco, el más apreciado, de característica concha bivalva y rugosa, vive en las aguas del Atlántico y de los mares del Norte.

Sus carnes, carentes de grasa y ricas en tejido conjuntivo, resultan poco digeribles.

Combinaciones	
Aconsejadas	*Desaconsejadas*
pescados no grasos, fresas, manzanas, peras, kiwis, melocotones, albaricoques, plátanos, dátiles, acelgas, apio, berenjenas, endibias, lechuga, alcachofas,	cereales y derivados, patatas, leche, legumbres

OVEJA

Calorías	293	Colesterol	78
Prótidos 17	*Lípidos* 25	*Glúcidos* 0	

Contraindicada en los casos de: uricemia, gota.

Su elevado porcentaje de lípidos y su escasa digestibilidad desaconsejan su consumo en todos los casos.

La oveja doméstica, *Ovis aries*, es un rumiante de la familia de los bóvidos.

La carne de los animales que han superado el año de vida es dura, de color oscuro, y a veces sabor desagradable.

Combinaciones	
Aconsejadas	*Desaconsejadas*
hortalizas	fruta, mermeladas, leche

P

PALOMITAS DE MAÍZ

Los granos de maíz calentados tienen la propiedad de hincharse y después explotar.

El producto industrial puede llevar una cantidad excesiva de sal, por lo que está contraindicado en los casos de hipertensión.

En general, las palomitas de maíz, al ser un alimento hipercalórico, se desaconseja a todos aquellos que tengan problemas de peso.

Véase: polenta.

PALOMO

Palomo joven

Calorías	124		Colesterol	76
Prótidos 20,8		*Lípidos* 4,5	*Glúcidos* 0,2	

Contraindicado en los casos de: uricemia, gota.

El nombre «Paloma» se da a cualquier especie de aves del mismo género que la paloma doméstica.

En nuestra cocina está presente tanto el palomo doméstico, como el salvaje que, respecto al primero, proporciona una carne coriácea, menos digerible y más rica en extractos. La carne procedente de animales jóvenes, es decir, del pichón, es preferible, tanto por su mayor digestibilidad como por su menor contenido en lípidos.

Combinaciones	
Aconsejadas	*Desaconsejadas*
carnes magras, plátanos, caquis, guindas, kiwis, peras, manzanas, setas, apio, melocotones, ciruelas, berenjenas, lechuga, hinojo	cereales y derivados, legumbres, patatas, leche

PAN

Pan blanco

Calorías	270	Colesterol	0
Prótidos 8,1	*Lípidos* 0,5	*Glúcidos* 64	

Pan integral

Calorías	230	Colesterol	0
Prótidos 9	*Lípidos* 1	*Glúcidos* 47,5	

Contraindicado en los casos de: enfermedad celiaca, gastritis, úlcera gastroduodenal (especialmente la miga y el pan poco cocido). Los diabéticos deben limitar su consumo, aunque no suprimirlo.

Sin duda, el pan es el alimento más conocido y más

consumido en todo el mundo, al desempeñar la función de producto base en la dieta de innumerables pueblos.

Miles de años antes de Cristo, era práctica común entre numerosos pueblos la cocción de una masa elaborada con agua y harina.

Los babilonios, por otro lado, ya habían descubierto la ventaja de fermentar la masa antes de proceder a su cocción.

TÉCNICA DE PRODUCCIÓN

Los ingredientes que intervienen en la elaboración del pan son los siguientes:

— harina de trigo tierno: tipo 0, tipo 1, tipo 2, harina integral;
— sal;
— levadura.

A algunas variedades de pan se les añade además substancias grasas, leche, frutos secos, etc.

La panificación consta de tres fases: amasadura, fermentación y cocción.

Mientras se produce la primera operación, en el interior de la masa se forma el gluten, de estructura elástica y resistente al mismo tiempo, surgido de las proteínas del trigo. De esta manera, el gas que aparece durante la fermentación es retenido dentro de la masa, que aumenta así su propio volumen. Dicho crecimiento es interrumpido por la cocción, que destruye todas las levaduras presentes.

Mientras la masa permanece en el horno a temperaturas de, aproximadamente, 250°, se producen en ella importantes modificaciones químico-físicas fundamentales para la formación de algunas características de este alimento.

El pan de calidad, además de presentar un grato olor y un volumen notable, debe tener una corteza desmenuzable y una miga elástica, homogénea y carente de agujeros.

Durante la cocción se produce la evaporación de cierta cantidad de agua, sobre todo en la superficie de la masa, que es la que debe soportar temperaturas más altas. Es así como externamente se forma una capa dorada crujiente y desmenuzable, mientras que en el interior, donde se alcanzan temperaturas no superiores a los 100°, la masa permanece rica en agua, y blanda.

Dado que la presencia de agua abundante disminuye la digestibilidad del pan, puede decirse que el pan duro, el pan tostado y la corteza son de digestión más fácil que el pan recién hecho y la miga.

El calor, además, al ocasionar la escisión del almidón en componentes de estructura química más sencilla, susceptibles de ser afectados por las enzimas digestivas, mejora la digestibilidad del pan.

VALOR NUTRITIVO

El suministro de calorías por parte de este producto varía según el tipo de harina utilizada: el pan blanco proporciona 276 calorías por cada 100 gramos, en cambio el integral 243.

En consecuencia, las personas con problemas de peso deberían consumir pan elaborado con harinas poco refinadas y en ningún caso substituirlo por sucedáneos, pues incluso en cantidades iguales, estos productos resultan más calóricos.

Por lo que se refiere a las proteínas, éstas son de escaso valor nutritivo, dado que carecen de aminoácidos esenciales. Una buena manera de enriquecer el pan es consumirlo junto con leche o queso.

El pan integral, más abundante en proteínas, lípidos y vitaminas del grupo B, es más nutritivo.

Sin embargo, el salvado provoca una absorción más difícil de dichos nutrientes por parte del intestino. En definitiva, es mejor escoger un producto elaborado con harina de tipo 0 o 1.

Con todo, el pan integral es un excelente regulador de las funciones intestinales, al facilitar la fibra el tránsito intestinal.

Sin embargo, en los casos de estreñimiento de tipo espástico, está contraindicado.

PAN TOSTADO

Calorías	420	Colesterol	0
Prótidos 11,3	*Lípidos* 6	*Glúcidos* 83	

Contraindicado en los casos de: enfermedad celiaca.

Una rebanada de pan tostada se obtiene al cocerla al horno dos veces con el fin de lograr un producto crujiente y dorado. Se trata de un alimento hipercalórico, con un porcentaje bajo de agua y un elevado contenido en glúcidos. Resulta de fácil digestión.

Combinaciones	
Aconsejadas	*Desaconsejadas*
cereales y derivados, patatas, legumbres	fruta, quesos, carnes y pescados no grasos, leche

PAPAYA

Calorías	45	Colesterol	0
Prótidos 0,8	*Lípidos* 0,2	*Glúcidos* 10	

Es el fruto de la *Carica papaya*, un árbol procedente de América del sur, cultivado en muchos países tropicales.

Por su forma y color, es parecido al melón. Del fruto inmaduro y de otras partes del árbol se extrae la papaína, una enzima que facilita la digestión de las proteínas.

Combinaciones	
Aconsejadas	*Desaconsejadas*
plátanos, manzanas, peras, melocotones, albaricoques, ciruelas, fresas, kiwis, quesos, carnes y pescados no grasos	cereales y derivados, leche, patatas, legumbres, espárragos, espinacas, pimientos, zanahorias

PARMESANO

Calorías 374	Colesterol 68
Prótidos 36	*Lípidos* 25,6	*Glúcidos* 0

Contraindicado en los casos de: hipertensión.

Se trata de un queso curado, de pasta cocida, elaborado con leche de vaca parcialmente descremada.

Se utiliza la leche del ordeño vespertino y matinal, procedente de animales alimentados con forraje de prados polifita o fertilizados. La leche se deja en reposo durante algún tiempo, para permitir el afloramiento de la crema y su posterior eliminación.

El queso se fabrica entre los meses de abril y noviembre. La maduración es lenta y se prolonga, como mínimo, hasta el verano del año siguiente. Se presenta en forma cilíndrica, con corteza oscura y aceitosa y con un peso no inferior a los 24 kg.

Es un queso semigraso de excelente digestibilidad, pues contiene principalmente ácidos grasos de cadena corta, fácilmente absorbidos por el intestino.

Sus proteínas son de elevado valor biológico, como las de la leche, pero respecto a éstas resultan más fácilmente afectadas por la acción de las enzimas digestivas. Al igual que todos los quesos, es muy abundante en calcio. También es rico en vitaminas, sobre todo en vitamina A, B_6 y B_{12}.

Estas características convierten al parmesano en un alimento muy valioso no sólo para los adultos, sino también para los niños.

Combinaciones	
Aconsejadas	*Desaconsejadas*
hortalizas	fruta, mermeladas, leche

PASTA

Pasta al huevo

Calorías	368	Colesterol	94
Prótidos 13	*Lípidos* 2,4	*Glúcidos* 78,6	

Pasta de sémola

Calorías	336	Colesterol	0
Prótidos 13	*Lípidos* 0,3	*Glúcidos* 78,6	

Pasta con gluten

Calorías	363	Colesterol	0
Prótidos 23,8	*Lípidos* 0,6	*Glúcidos* 69,9	

Contraindicada en los casos de: enfermedad celiaca. Su consumo debe limitarse en las dietas adelgazantes y en caso de diabetes.

Se ha acordado conceder la invención de la pasta a los chinos.

Parece ser que varios pueblos mediterráneos ya conocían este alimento algunos milenios antes de Cristo.

Antiguamente, la producción de pasta se limitaba a las zonas meridionales del sur de Europa (particularmente Italia), donde existían las condiciones óptimas para el secado, una operación importante en su elaboración. Hoy en día, las modernas industrias alimentarias son capaces de realizar artificialmente dicho procedimiento, por lo que la fabricación de pasta se ha extendido.

Tecnica de producción

La pasta es el resultado de amasar harina de trigo con agua y sal.

La legislación de la CE obliga a elaborar la pasta seca sólo con sémola de grano duro.

Para las pastas frescas se consiente el uso de grano blando.

Además de estos dos tipos, existen pastas especiales a las que está permitida la adición de varios ingredientes. Nos referimos a las pastas al huevo, a las espinacas, a las pastas rellenas (ravioli, tortellini, etc.), a las pastas integrales y a las pastas con gluten.

La preparación industrial está constituida por las siguientes operaciones:

— formación de una pasta homogénea con sémola y agua caliente;
— amasadura de la mezcla, que consiste en trabajar la masa hidratada hasta conseguir una mayor consistencia y moldeabilidad;
— la pasta se hace pasar a través de cilindros de forma y dimensión especial;
— secado, cuyo objetivo es reducir la cantidad de agua contenida en la pasta procedente de la fase anterior (30%), a un porcentaje final del 12,5%.

VALOR NUTRITIVO

La pasta posee un elevado contenido en glúcidos y un notable porcentaje de prótidos, si bien carentes de lisina, un aminoácido esencial. Además, prescindiendo de la pasta al huevo, es un alimento pobre en grasas.

Aunque su contenido en vitaminas del grupo B es relevante, la cocción lo disminuye notablemente.

Concluyendo, diremos que representa una excelente y económica fuente de glúcidos y calorías.

Su digestibilidad, parecida a la del arroz, es óptima. Las más digeribles son las pastas comunes, pues los ingredientes añadidos a las especiales van en detrimento de una buena digestión.

Los condimentos utilizados, como la mantequilla, aceite, tomate, carne, etc., también influyen sobre su digestibilidad.

COCCIÓN DE LA PASTA

La pasta *al dente*, cocida aunque todavía compacta, es sin duda el mejor modo de consumir este alimento.

La pasta demasiado cocida resulta poco digerible, puesto que, al contener mucha agua y ser resbaladiza, no estimula la masticación, fundamental para una buena digestión de los glúcidos. De hecho la ptialina, presente en la saliva, es una enzima que comienza a escindir el almidón, fase previa a su reducción en azúcares más simples llevada a cabo por las enzimas digestivas.

Sin embargo, tampoco es aconsejable comerla cruda, pues las enzimas digestivas no atacan con eficacia el almidón poco hidratado.

La cantidad de agua utilizada es importantísima para lograr una buena cocción: se considera ideal el empleo de un litro de agua por cada 100 gramos de pasta.

Por otra parte, lo mejor es utilizar una olla ancha y más bien corta, que asegurará una continuidad en la cocción en el momento que se añada la pasta, a la vez que evitará la formación de aglomeraciones. Si el agua de cocción se vuelve turbia, hay que sospechar que la pasta no es de buena calidad.

Combinaciones	
Aconsejadas	*Desaconsejadas*
cereales y derivados, patatas, hortalizas	fruta, mermeladas, carnes, pescados y quesos no grasos

PASTEL

Este nombre indica, genéricamente, una infinidad de alimentos, caracterizados por tener un sabor dulce, cuyo ingrediente básico es el azúcar, al que se añaden otros ingredientes en proporciones distintas: harina, mantequilla, leche, huevos, cacao, café, mermeladas, licores, fruta confitada, etc. El producto final puede ser líquido, cremoso, semisólido o sólido.

Su digestibilidad está directamente relacionada con el contenido en lípidos: a mayor cantidad de substancias grasas utilizadas menor digestibilidad, y viceversa.

La amplia gama de productos de pastelería pertenecen al grupo de alimentos gratificantes o recurrentes, y en este sentido hay que considerarlos productos superfluos, cuyo consumo desmedido está decididamente contraindicado, principalmente por dos motivos: en primer lugar son hipercalóricos, en segundo lugar el azúcar que contienen resulta un factor de riesgo en el desarrollo de la caries y de las enfermedades de las sociedades industriales avanzadas: diabetes, obesidad y arterioesclerosis.

PATATA

Calorías	86	Colesterol	0
Prótidos 2,1	*Lípidos* 1	*Glúcidos* 18	

La patata, *Solanum tuberosum*, es una planta originaria de América del sur, desde donde fue importada en el siglo XVII. A partir del 1700 se convierte en un cultivo importante y actualmente substituye los cereales en los países fríos, donde se ha convertido en el alimento energético más corriente.

La parte comestible está constituida por los tubérculos que se forman en los extremos de los tallos subterráneos, llamados estolones.

Su principal constituyente es el almidón, cuyos característicos granos, de gran tamaño, resultan muy indigestos si no se someten a una cocción.

Posee un notable contenido en vitamina C y B_1, así como en potasio.

Su porcentaje de lípidos es bajo.

Uno de los prejuicios más extendidos en nutrición es que la patata engorda, cuando en realidad, al no ser alto su contenido en almidón, y ser muy pobre en lípidos, se trata de un alimento poco calórico.

Mientras que 100 gramos de patatas hervidas proporcionan sólo unas 80 calorías, la misma cantidad de pan suministra más de 250, y 100 gramos de pasta más de 350.

Lo que sí se debería, si no evitar, al menos limitar, es el consumo de patatas fritas en el caso de personas que sigan una dieta adelgazante, pues retienen una gran cantidad de aceite.

Las patatas germinadas contienen un alcaloide, la solanina, cuyo consumo provoca efectos tóxicos. Dicha substancia se halla concentrada principalmente en la piel y cerca de los gérmenes. Razón por la cual estas patatas tienen que ser peladas a cierta profundidad, y cocidas en agua con el fin de reducir, si cabe, la presencia de este alcaloide. Para evitar su germinación, es aconsejable guardar las patatas en un lugar seco y protegido de la luz.

La pérdida de vitaminas y sales minerales que se produce durante la cocción puede remediarse si hervimos las patatas con la piel, y posteriormente las pelamos muy superficialmente.

El consumo de patatas fritas envasadas, es decir, cortadas en rodajas, fritas y saladas, está muy extendido, sobre todo entre los niños. Se trata de un producto que debe evitarse en lo posible, ya que constituye un alimento hipercalórico, rico en sodio, y con aditivos utilizados para que los aceites de freír sean estables.

Combinaciones	
Aconsejadas	*Desaconsejadas*
cereales y derivados, hortalizas	fruta, mermeladas, quesos, carnes y pescados no grasos, leche

PATO

Calorías 288	Colesterol 75 ⋅
Prótidos 15,9 *Lípidos* 24,9 *Glúcidos* 0	

Contraindicado en los casos de: uricemia, gota.

La carne puede ser de animales de granja o de animales salvajes, cuya especie más extendida es el pato muschiata. El valor nutritivo de la carne de estas aves es distinto en los dos casos: si se trata de animales domésticos, sus carnes serán más tiernas, pero también más grasas, en cambio la carne de los animales salvajes es rica en tejido conjuntivo, y por lo tanto más duras y coriáceas, aunque su contenido en grasa es menor.

El hígado de pato, muy estimado, es destinado a la preparación de *pâté*. El mejor período para consumir estas carnes es indudablemente el invierno.

Combinaciones	
Aconsejadas	*Desaconsejadas*
todas las hortalizas	fruta, leche

PAVO

Pechuga

Calorías 134	Colesterol 49
Prótidos 22 *Lípidos* 4,9 *Glúcidos* 0,4	

Muslo

Calorías 186	Colesterol 81
Prótidos 20,9 *Lípidos* 11,2 *Glúcidos* 0,4	

Contraindicado en los casos de: uricemia, gota.

La carne de pavo posee todos los requisitos para formar parte de nuestra alimentación, pues representa una excelente alternativa frente a la tradicional carne de vacuno. Posee, además, la ventaja añadida de ser mucho más económica.

Su contenido en proteínas es elevado, parecido al de la carne de vacuno, y las grasas se encuentran en cantidades modestas (en el muslo son más relevantes). Dichas características, unidas a su pobreza en tejido conjuntivo, y a su óptima digestibilidad, especialmente si se trata de carne procedente de un animal joven, hacen del pavo un alimento muy apropiado para la alimentación de los niños y de las personas con problemas de tránsito intestinal.

Obviamente, el modo de guisarla puede perjudicar sus virtudes.

Combinaciones (pechuga)	
Aconsejadas	*Desaconsejadas*
carnes no grasas, plátanos, piña, manzanas, peras, melocotones, ciruelas, kiwis, fresas, apio, calabacines, lechuga, endibias, setas, judías tiernas	cereales y derivados, patatas, leche, legumbres

Combinaciones (muslo)	
Aconsejadas	*Desaconsejadas*
hortalizas	fruta, leche

PEPINO

Calorías	10,4	Colesterol	0
Prótidos 0,7	*Lípidos* 0,1	*Glúcidos* 2	

Contraindicado, sobre todo si es crudo, en los casos de: enteritis, gastritis, gastroduodenitis.

La *Cucumis sativa* es una hortaliza cuya flor originaria procede de América central. Sus frutos son de forma cilíndrica, piel verde y pulpa blanca con tendencia al verde, en cuyo interior se encuentran las semillas.

Dado que la cantidad de calorías que suministra es irrelevante queda justificada su inclusión en numerosas dietas adelgazantes.

Combinaciones	
Aconsejadas	*Desaconsejadas*
cereales y derivados, patatas, legumbres, quesos, pescados y carnes, huevos, hortalizas, aceite	leche

PERA

Calorías	38	Colesterol	0
Prótidos 0,3	*Lípidos* 0,4	*Glúcidos* 8,9	

La pera es el fruto del *Pyrus communis*, un árbol procedente de Asia occidental, conocido y apreciado desde la Antigüedad.

Las variedades cultivadas, innumerables, se pueden agrupar del siguiente modo: estivales, como la *Williams*, otoñales, como la *Kaiser*, e invernales, como la *Passa crassana*. Aunque de color y forma diferente, todas ellas poseen un mismo valor nutritivo.

Su composición química es similar a la de la manzana, respecto de la cual es, sin embargo, más rica en fibra.

Se trata de una fruta especialmente tolerada por los niños.

Se consumen frescas, al horno o en conserva. Se destinan también a la elaboración de gelatinas y mermeladas y, por otra parte, en los países nórdicos, del zumo de pera fermentado se obtiene una bebida alcohólica llamada sidro.

Combinaciones	
Aconsejadas	*Desaconsejadas*
carnes, quesos y pescados no grasos, agrios, melocotones, manzanas, kiwis, fresas, plátanos	mermeladas, cereales y derivados, patatas, leche, legumbres, carnes, pescados y quesos grasos, aceite, mantequilla, espárragos, zanahorias, pimientos, berzas

PERCA

Calorías	83	Colesterol	65
Prótidos 19	*Lípidos* 0,8	*Glúcidos* 0	

Contraindicada en los casos de: uricemia, gota.

Es un pez de río acantopterigio, de dorso gris oscuro, vientre más claro, y aletas y cola de un color rojo tenue.

Su carne, carente de grasa y de excelente sabor, es muy estimada.

Las huevas son tóxicas.

Combinaciones	
Aconsejadas	*Desaconsejadas*
pescados no grasos, apio, manzanas, peras, setas, melocotones, ciruelas, fresas, plátanos, endibias, lechuga, calabacines, berenjenas	cereales y derivados, leche, patatas, legumbres

PERDIZ

Calorías 120	Colesterol 90
Prótidos 25 *Lípidos* 1,4 *Glúcidos* 0,5	

Contraindicada en los casos de: uricemia, gota.

La perdiz es un ave gallinácea cuyas carnes, muy apreciadas por su sabor, precisan de un período de reposo, al ser particularmente consistentes.

Su digestibilidad resulta, con todo, escasa.

Contraindicada en la alimentación de niños y ancianos.

Combinaciones	
Aconsejadas	*Desaconsejadas*
carnes no grasas, piña, miel, peras, melocotones, fresas, kiwis, apio, lechuga, berenjenas, setas, endibias	cereales y derivados, leche, patatas, legumbres

PERDIZ PARDILLA

Véase: perdiz.

PEREJIL

Contraindicado en los casos de: hiperclorhidria.

El perejil, *Petroselinum hortense*, es una planta umbelífera herbácca.

Es la hierba aromática más utilizada en la condimentación de nuestros platos.

Sus hojas, muy recortadas y de un intenso color verde, poseen un olor muy grato.

Si bien es rico en vitamina A, C, y en hierro, en las dosis en que viene utilizado dicho valor nutritivo es irrelevante. Si se consumen cantidades desmedidas, puede resultar tóxico.

PESCADILLA

Véase: merluza.

PESCADO

Dicho término se refiere, en sentido restringido, sólo a los vertebrados acuáticos dotados de branquias y espinas.

En su acepción más amplia se usa también para los moluscos (ostras, mejillones, almejas, pulpos, sepias, calamares), los crustáceos (gambas, langostas) y los equinodermos (como el erizo de mar).

Desde la prehistoria, el pescado ha constituido un elemento fundamental en la alimentación humana, y actualmente todavía representa el nutriente fundamental de numerosos pueblos establecidos en islas o a lo largo de las zonas costeras continentales.

Dada la digestibilidad y composición química de la carne de pescado, ésta debería incluirse en nuestra dieta por lo menos dos veces por semana.

VALOR NUTRITIVO

Al poseer el pescado un porcentaje medio de proteínas de un 20%, representa una alternativa válida frente a la carne, respecto de la cual, además, es más rica en minerales (calcio, yodo, fósforo y flúor) y vitaminas (A y D).

Los lípidos, cuyas cantidades dependen del tipo de pescado de que se trate, son especialmente abundantes en ácidos grasos insaturados y polinsaturados, substancias que juegan un papel fundamental en la prevención de las enfermedades cardiovasculares. De hecho, parece que dichos ácidos grasos contribuyan a la disminución del colesterol en la sangre.

El valor energético de la carne de pescado es a razón de su contenido en lípidos: mientras que los pescados no grasos y semigrasos proporcionan menos calorías que la carne de vacuno, los pescados grasos poseen un poder calórico parecida a ésta.

Clasificación de los pescados sobre la base de su contenido en lípidos

No grasos	Semigrasos	Grasos
menos del 3% de grasa	*del 3 al 8% de grasa*	*más del 8% de grasa*
merluza, musola, rodaballo, lenguado, dorada, lucio, carpa, lubina, pescadilla, tenca	pez espada, dentón, atún, salmonete, trucha, sardina, boquerón, mújol	anguila, caballa, arenque, salmón
más digeribles	*digeribles*	*menos digeribles*

DIGESTIBILIDAD

La elevada digestibilidad de la carne de pescado, entendida como tiempo de permanencia en el estómago, es fruto de su pobreza en tejido conjuntivo presente en los músculos, que son masticados con facilidad y digeridos rápidamente por los jugos gástricos.

Por todo ello, la carne de pescado resulta más digerible que la carne de vacuno: los pescados no grasos permanecen en el estómago sólo unas 2 o 3 horas, mientras que la carne de vacuno 3 o 4.

Obviamente, los pescados más digeribles son los que poseen un menor contenido en grasas.

Una buena digestión depende también del modo de guisar este alimento: sin duda alguna, es mejor evitar el empleo de grasas.

PREPARACIÓN Y GUISADO

Si el tiempo que invertimos en guisar el pescado se prolonga demasiado, se producirá un excesivo endurecimiento de su carne, y si procedemos a cocerlo en agua tendrá como consecuencia la disgregación de aquélla. Por consiguiente, es fundamental preparar el pescado de manera que, al facilitar en lo posible la penetración del calor, disminuya el tiempo empleado en su cocción. Por ejemplo, podemos cortar el pescado en tiras, filetes, etc., tras haber desechado las partes no comestibles.

Es fundamental la previa eliminación de las vísceras, así como el lavado de las cavidades que las contenían. Dicha operación, que debe realizarse apenas el pescado haya sido capturado o comprado, tiene como finalidad el evitar que enzimas y microorganismos procedentes de las vísceras se extiendan por la carne y provoquen su alteración.

Los modos de cocinar el pescado se pueden reunir en dos grandes grupos:

— en seco: asado, a la parrilla, en papillote;
— en calor húmedo: en agua, al vapor, en grasas.

Decidirnos por uno u otro dependerá del contenido en grasas del pescado:

— pescados grasos o semigrasos: es preferible cocinarlos en seco, pues de esta manera se evita cierta cantidad de grasa de la carne, que con todo, siempre son jugosas;
— pescados no grasos: son aconsejables los métodos del segundo grupo, pues dan a sus carnes cierta jugosidad.

Cocinar los pescados en grasas, aunque sea una práctica muy estimada, debería limitarse únicamente a los carentes de grasa, dado que el pescado, una vez guisado, puede haber absorbido incluso un 10% de grasa.

CÓMO SABER SI EL PESCADO ES FRESCO

El pescado es un alimento muy valioso, aconsejable a cualquier edad y en cualquier dieta. Sin embargo, es fundamental consumirlo fresco, cuando todavía la degradación de las proteínas, grasas y vitaminas, ejercida por las enzimas y los microorganismos presentes naturalmente en este animal, no han influido negativamente sobre sus numerosas virtudes.

Además, un pescado que no esté en buenas condiciones puede tener consecuencias nefastas para nuestra salud. Los factores que nos ayudarán a reconocer si un pescado está fresco son los siguientes (según Penso):

Olor	sutil, grato
Aspecto general	brillante, metálico
Cuerpo	rígido, arqueado
Consistencia	firme y elástica
Piel	compacta, tiesa, de buen color
Escamas	adherentes
Ojo	claro, brillante, vivaz, sin mancha ninguna
Branquias	húmedas y rosadas
Vientre	turgente, elástico y sin manchas
Ano	herméticamente cerrado
Vísceras	lisas, limpias y brillantes
Espina dorsal y espinas	adheridas a las paredes torácicas y a los músculos dorsales

Calendario ideal para su adquisición (según Penso)

Mes	Pescado
Enero	sardina, lubina, salmonete, merluza, caballa
Febrero	sardina, lubina, salmonete, merluza, caballa
Marzo	boquerón, mújol, merluza, sardina, lenguado, atún, salmonete
Abril	boquerón, mújol, dentón, merluza, sardina, lenguado, atún, salmonete, pez espada
Mayo	boquerón, mújol, dentón, pez espada, merluza, atún, sardina, salmonete, lenguado
Junio	mújol, dentón, pez espada, merluza, atún, sardina, salmonete, lenguado, dorada, lubina
Julio	boquerón, mújol, dentón, merluza,

Agosto	dorada, lubina, pez espada, sardina, caballa, salmonete boquerón, dentón, merluza, dorada, pez espada, sardina, caballa, lenguado, salmonete
Septiembre	boquerón, mújol, dentón, dorada, pez espada, sardina, lenguado, salmonete
Octubre	mújol, merluza, dorada, lenguado, sardina, atún
Noviembre	boquerón, mújol, dentón, sardina, merluza, dorada, lenguado, salmonete
Diciembre	mújol, merluza, lenguado, lubina, sardina, salmonete

EL MERCADO DEL PESCADO

La aplicación de diversas técnicas de conservación permite que el consumidor disponga de pescado durante todo el año.

El pescado enlatado, al haber sido sometido a un proceso de esterilización, puede mantenerse a temperatura ambiente durante un período muy largo (hasta 5 años).

En cambio, las semiconservas de pescado, aun presentándose envasadas, deben permanecer en el frigorífico hasta la fecha de su caducidad.

Hoy en día el consumo de pescado salado y ahumado no es muy corriente.

En los últimos años, la mejora en las operaciones destinadas a la conservación basada en la acción del frío, nos referimos especialmente a la ultracongelación, han puesto a disposición del consumidor productos de gran calidad. De hecho, si el pescado congelado ha sido correctamente conservado y descongelado, representa una excelente alternativa al pescado fresco, del que mantiene intacto su valor nutritivo.

PEZ ESPADA

Calorías	109	Colesterol	70
Prótidos 16,9	*Lípidos* 4,2	*Glúcidos* 1	

Contraindicado en los casos de: uricemia, gota.

Es un pez de gran tamaño que vive en mares templados. Su aspecto lo hace inconfundible, pues está dotado de una mandíbula superior prolongada en forma de espada, utilizada como arma, y de una cola con forma de media luna. Sus carnes, de excelente sabor, son semigrasas.

Dado que se trata de un pescado que vive muchos años, puede acumular en su carne las substancias contaminantes presentes en el mar de origen.

La legislación europea ha fijado la concentración máxima de mercurio, un metal pesado muy tóxico utilizado por las industrias químicas, en un 0,7 mg por cada kg de carne.

Combinaciones	
Aconsejadas	*Desaconsejadas*
pescados no grasos, setas, manzanas, peras, fresas, melocotones, ciruelas, apio plátanos, endibias, lechuga, calabacines, berenjenas	cereales y derivados, patatas, leche, legumbres

PICHÓN

Véase: palomo.

PIEL DE CERDO

La piel del cerdo, al ser un alimento particularmente rico en lípidos (unos 50 g por cada 100 g de producto), y considera-blemente coriáceo, resulta de difícil digestión. Por lo tanto, está **contraindicada en la alimentación de todos los individuos, incluso de los sanos.**

PIMENTÓN DULCE

Contraindicada en los casos de: hiperclorhidria.

Es el resultado de la molienda de las semillas del peperoncino. Contiene los siguientes principios activos: capsicina, capsaicina y capsicolo, responsables de su sabor acre y picante.
Por otro lado, estimula la producción de jugos gástricos.

PIMIENTA

Contraindicada en los casos de: hiperclorhidria.

La pimienta, *Piper nigrum*, es una planta originaria de Malasia, de cuyos frutos, recogidos todavía verdes, secados y molidos, se obtiene un polvo de peculiares propiedades aromatizantes causadas por un aceite esencial y algunos alcaloides en él contenidos.
La pimienta blanca, de gusto menos intenso, es la común, pero sin la cascarilla exterior.
La pimienta blanca y la pimienta negra son muy utili-zadas en la preparación de salsas y condimentos, y en la conservación de la carne.
Según parece, la pimienta negra posee propiedades antihelmínticas.

PIMIENTO

Pimiento amarillo

Calorías	22	Colesterol	0
Prótidos 0,9	*Lípidos* 0,3	*Glúcidos* 4,2	

La variedad picante está contraindicada en caso de hiper-clorhidria.

El pimiento, *Capsicum annuum*, es una planta herbácea oriunda de América tropical e introducida en Europa por los españoles.

De esta hortaliza se aprovecha el fruto, una baya que puede presentarse con formas, colores y dimensiones distintas. Existen variedades de forma (cuadrangular o lisa), de color (verde, amarillo o rojo), de tamaño (grande como los pimientos dulces o pequeñas como los más picantes).

La característica más relevante de esta hortaliza es su abundancia en vitamina C, superior incluso a la de los agrios. Su valor calórico, sin embargo, es bajo.

Al objeto de facilitar su digestión, es conveniente quitarles la piel que los recubre.

Se consumen crudos o guisados, además de conservados en vinagre o aceite. En este último caso es necesario, como prevención, hervirlos en agua y vinagre para reducir el número de microbios y eliminar el botulino, un peligrosísimo microorganismo: la conservación en aceite no impide su desarrollo ni la producción de una toxina mortal.

Combinaciones	
Aconsejadas	*Desaconsejadas*
hortalizas, cereales y derivados, carnes, quesos y pescados grasos, huevos, despojos, mantequilla, aceite	fruta, mermeladas, leche

PIÑA

Calorías	55	Colesterol	0
Prótidos 0,5	*Lípidos* 0,2	*Glúcidos* 12,7	

Contraindicada en los casos de: úlcera gastroduodenal, gastritis hiperclorhídrica.

El valor nutritivo de esta fruta dulce es muy semejante al de los frutos pulposos de nuestro país: mandarinas, peras, albaricoques, melocotones, por citar sólo algunos, proporcionan, en las mismas cantidades, aproximadamente la misma cantidad de calorías y de nutrientes, principalmente azúcares simples como la glucosa, la fructosa y la sacarosa.

Mientras que la presencia de vitamina C en la piña es notable, el resto de vitaminas se encuentran en cantidades escasas. El contenido en potasio es también relevante.

La presencia de bromelina, una enzima que facilita la digestión de las proteínas, no significa que esta fruta posea especiales virtudes adelgazantes.

Puede conservarse durante algunos días a temperatura ambiente.

Combinaciones	
Aconsejadas	*Desaconsejadas*
carnes, pescados y quesos no grasos	patatas, legumbres, cereales y derivados, leche, aceite, mantequilla

PIÑÓN

Calorías	568	Colesterol	0
Prótidos 29,6	*Lípidos* 47,8	*Glúcidos* 5	

Contraindicado en los casos de: exceso de peso, enferme-dades hepáticas.

Los piñones son cada una de las semillas encerradas en la piña del pino común, *Pinus pinea.*

Su abundancia en proteínas y lípidos convierte el piñón en un alimento de elevado poder calórico.

Se destinan principalmente a la pastelería y a la prepa-ración de platos de gastronomía típica.

Combinaciones	
Aconsejadas	*Desaconsejadas*
hortalizas	fruta, mermeladas, leche

PISTACHO

Es la semilla de la *Pistacia vera*, un árbol de la familia de las anacardiáceas.

Se trata de una almendra de forma oblonga, recubierta por una película, ubicada en el interior de un fruto oval.

Posee un elevado contenido en lípidos y, por lo tanto, un gran poder calórico: proporciona unas 600 calorías por cada 100 g de producto. Se destina principalmente a la fabricación de helados y pasteles.

PIZZA

Pizza con tomate

Calorías	247	Colesterol	0
Prótidos 4	*Lípidos* 4	*Glúcidos* 52	

La pizza es el resultado de la condimentación con tomate, aceite y otros ingredientes, y la cocción al horno, de una masa de harina de forma aplastada.

La pizza tradicional se aderezaba sólo con tomate y aceite. La Margarita fue inventada por un *pizzaiolo* napolitano que, en honor a la reina Margarita de Saboya, que visitaba Nápoles, preparó una pizza con los colores de la bandera italiana: el verde de las hierbas aromáticas, el blanco de la *mozzarella* y el rojo del tomate.

Obviamente, su valor nutritivo varía notablemente según los ingredientes utilizados.

En general, posee una relevante cantidad de glúcidos, un modesto porcentaje de lípidos y, si se le añade queso, un valor proteínico significativo.

Combinaciones	
Aconsejadas	*Desaconsejadas*
cereales y derivados, patatas, hortalizas	fruta, leche, quesos, carnes y pescados no grasos

PLÁTANO

Calorías	85	Colesterol	0
Prótidos 1,2	*Lípidos* 0,3	*Glúcidos* 19,5	

Contraindicado en los casos de: diabetes, dieta adelgazante.

Es un fruto tropical de forma peculiar y tamaño variable: oscila de los 10 cm de los más pequeños, hasta los 30 de los mayores. Los frutos se reúnen en racimos que pueden llegar a contener hasta 200 plátanos. La parte comestible, la carne, representa poco más del 60% del fruto: es de color marfil, carente de semillas y, al madurar, puede presentar manchas oscuras. Las peculiaridades de este fruto, su alto porcentaje de lípidos y su bajo contenido en agua, hacen de él un alimento muy energético. Su maduración conlleva una transformación gradual del almidón, del que son abundantes los frutos todavía verdes, en azúcares simples, de digestión más fácil.

Los plátanos se recogen cuando todavía están verdes, para permitir su traslado a los distintos mercados. El fruto maduro en buen estado tiene que ser firme, brillante, y sin ninguna mancha.

Combinaciones	
Aconsejadas	*Desaconsejadas*
carnes, quesos y pescados no grasos, frutos secos, caquis, dátiles, manzanas, peras, melocotones, fresas, albaricoques	cereales y derivados, patatas, legumbres, huevos, carnes, pescados y quesos grasos

PLUM-CAKE

Calorías 337	Colesterol 116
Prótidos 6,4 *Lípidos* 10,7 *Glúcidos* 56,5	

Contraindicado en los casos de: diabetes, hipercolesterolemia, exceso de peso.

Existe una oferta tan variada de este típico bizcocho inglés, que resulta difícil decidirse en el momento de su adquisición.

Para valorar la relación calidad-precio, es muy importante leer con atención la lista de los ingredientes utilizados, enumerados en la etiqueta en orden decreciente según la cantidad en que han intervenido en el producto.

Un envase no indica de ninguna manera que el *plum-cake* que contiene sea de calidad. Para reconocer un buen producto, debemos fijarnos en la corteza, homogénea y sin zonas quemadas, en la forma, regular, sin grietas ni hinchazones y en la pasta, compacta, sin grandes grumos o agujeros.

TECNICA DE PRODUCCIÓN

Los ingredientes que intervienen en su preparación son los siguientes:

harina, levadura, mantequilla, yemas de huevo, azúcar, sal, cidra, uva pasa.

En los productos industriales se añaden conservantes, como la sorbosa de potasio, y emulsionantes, como los diglicéridos y monoglicéridos de los ácidos grasos.

Éstos se conservan durante más tiempo que los artesanales, que deben consumirse, como muy tarde, al cabo de pocos días de su elaboración.

VALOR NUTRITIVO

El *plum-cake* es un alimento extraordinariamente energético, particularmente rico en glúcidos y contiene un porcentaje medio de lípidos.

Su valor nutritivo aumenta también por la presencia de huevos, es decir, de proteínas de origen animal.

Combinaciones	
Aconsejadas	*Desaconsejadas*
cereales y derivados, patatas, hortalizas	fruta, mermeladas, quesos, carnes y pescados no grasos

POLENTA

Harina de maíz

Calorías	358	Colesterol	0
Prótidos 8,7	*Lípidos* 2,7	*Glúcidos* 79,8	

La polenta es el principal preparado alimentario al que se destina el maíz.

Durante muchos años fue el plato tradicional de las clases campesinas humildes del norte de Italia.

El cultivo de maíz, traído desde América del sur a raíz de los viajes de Colón, adquirió cierta importancia en algunas regiones italianas.

Su valor nutritivo es muy bajo, al ser pobre en proteínas y lípidos y carecer prácticamente de vitamina PP.

Era precisamente la falta de este importante factor nutritivo en la dieta de los grupos sociales más pobres, la que ocasionaba la pelagra, una enfermedad muy corriente en el siglo pasado. Los síntomas de esta carencia vitamínica, que afortunadamente hoy en día ya no se produce, eran dermatitis, diarrea y demencia.

El número de calorías que suministra depende de la cantidad de agua y de harina de maíz invertidas en su preparación.

Para que la polenta resulte un alimento nutritivo, hay que enriquecerla con carnes o productos lácteos. De esta manera, obtendremos un plato válido por lo que se refiere a proteínas, lípidos y glúcidos.

El calcio y la vitamina C, también ausentes, deben introducirse igualmente a través de otros alimentos.

Actualmente la polenta ha dejado de ser un plato pobre, y se ha convertido en una especialidad gastronómica.

La de mejor calidad se elabora con harina de maíz vítrea, llamada, asimismo, maicena.

La harina blanca, prácticamente igual, desde un punto de vista nutritivo, a la amarilla, se consigue de un tipo de maíz especial.

Combinaciones	
Aconsejadas	*Desaconsejadas*
cereales y derivados, patatas, hortalizas	fruta, quesos, carnes y pescados no grasos, mermeladas

POLLO

Muslo

Calorías 130	Colesterol 88
Prótidos 19,6 *Lípidos* 5,7 *Glúcidos* 0	

Pechuga

Calorías 108	Colesterol 67
Prótidos 22,4 *Lípidos* 2,1 *Glúcidos* 0	

Contraindicado en los casos de: uricemia, gota.

Con este nombre nos referiremos tanto al pollo como a la gallina jóvenes.

El pollo doméstico, *Gallus gallus*, es un ave del orden de las gallináceas. Su carne es muy tierna, pobre en tejido conjuntivo y carente de grasa, es decir, muy digerible, especialmente la de los animales más jóvenes. Los individuos ancianos y aquellos a los que se ha privado de órganos sexuales, presentan un contenido en grasas mayor, y sus carnes son de difícil digestión.

Las modernas técnicas han abandonado la práctica de la cría masiva de pollos en granjas, pues daba como resultado animales de músculos fláccidos, abundantes en agua, de bajo valor nutritivo y pésimo sabor. Actualmente los pollos, tras permanecer sus primeras semanas de vida en las granjas, son trasladados a grandes espacios abiertos, donde pueden moverse con mayor libertad.

Combinaciones	
Aconsejadas	*Desaconsejadas*
carnes no grasas, manzanas, peras, melocotones, fresas, kiwis, plátanos, setas, berenjenas, achicoria, apio, lechuga, endibias, calabacines	cereales y derivados, patatas, leche, legumbres

POMELO

Calorías	26	Colesterol	0
Prótidos 0,6	*Lípidos* 0	*Glúcidos* 6,2	

Contraindicado en los casos de: gastritis hiperclorhídrica.

Es el fruto de un árbol perteneciente a la familia de las rutáceas. Las especies más cultivadas son el *Citrus maxima*, y el *Citrus paradisi*.

Es de forma redondeada, ligeramente achatada en los polos.

Su corteza amarilla contiene un aceite esencial destinado a la preparación de aperitivos y bebidas alcohólicas.

La pulpa, amarilla o rosada, en cuyo caso tiene un sabor más dulce, menos áspero, está constituida por grandes gajos llenos de zumo.

De hecho, consumido en zumo, quita la sed.

Aunque su poder calórico es bajo, contiene una considerable cantidad de vitamina C. Por otra parte, quienes crean que esta fruta posee virtudes adelgazantes, están en un error. En las dietas hipocalóricas pueden incluirse numerosas frutas de valor nutritivo parecido al del pomelo.

Combinaciones	
Aconsejadas	*Desaconsejadas*
agrios, manzanas, peras, melocotones, ciruelas, fresas, kiwis	cereales y derivados, patatas, leche, legumbres, aceite, mantequilla, huevos, despojos, carnes, pescados y quesos grasos, pimientos, espárragos, zanahorias

PUERRO

Calorías	32	Colesterol	0
Prótidos 2,1	*Lípidos* 0,1	*Glúcidos* 6	

Contraindicado en los casos de: gastritis hiperclorhídrica.

El puerro, *Allium porrum*, es una planta herbácea de la familia de las liliáceas.

De ella se aprovecha el bulbo, que se come crudo o guisado.

El responsable de su peculiar olor, parecido al de la cebolla aunque menos intenso, es un aceite esencial volátil, el sulfuro de alilo.

Posee algunas virtudes diuréticas.

Combinaciones	
Aconsejadas	*Desaconsejadas*
hortalizas, cereales y derivados, mantequilla, aceite, carnes, pescados y quesos grasos, huevos, despojos	fruta, mermeladas, leche

PULMÓN

Pulmón de vacuno

Calorías 75	Colesterol 0
Prótidos 14 *Lípidos* 2,1 *Glúcidos* 0	

Contraindicado en los casos de: digestión lenta.

Es un despojo muy rico en tejido conjuntivo, y por tanto, poco digerible.

Junto con el hígado, el bazo y el corazón constituye la llamada *corata*.

Su poder calórico es bajo.

Combinaciones	
Aconsejadas	*Desaconsejadas*
carnes magras, manzanas, peras, melocotones, fresas, ciruelas, kiwis, plátanos, calabacines, apio, lechuga, berenjenas, endibias, setas	cereales y derivados, leche patatas, legumbres

PULPO

Calorías	57	Colesterol	50
Prótidos 10,6	*Lípidos* 1	*Glúcidos* 1,4	

Contraindicado en los casos de: uricemia, gota, digestión difícil.

El pulpo, un molusco cefalópodo, puede llegar a tener un tamaño realmente considerable: 2-3 metros de largo.

De él se aprecian principalmente los 8 tentáculos provistos de ventosas.

Sus carnes, aunque carentes de grasas, resultan de digestión difícil, debido a la presencia de abundante tejido conjuntivo.

Su poder calórico es bajo, pero posee un notable contenido en calcio y hierro.

Combinaciones	
Aconsejadas	*Desaconsejadas*
pescados no grasos, peras, manzanas, melocotones, ciruelas, fresas, kiwis, setas, plátanos, calabacines, apio, berenjenas, lechuga, endibias,	cereales y derivados, leche, patatas, legumbres

Q

QUESITO

Calorías	308	Colesterol	125
Prótidos 11,2	*Lípidos* 26,9	*Glúcidos* 6	

Contraindicado en los casos de: hiperlipemia, hipercolesterolemia.

Los quesitos son el resultado de la fusión de quesos fabricados precedentemente. Si bien antes las industrias utilizaban quesos de calidad más bien dudosa, actualmente se emplean mezclas de varios tipos de quesos producidos especialmente para tal fin.

Para facilitar la fusión, está permitida la adición de citratos, polifosfatos y tartratos.

Los polifosfatos pueden entorpecer la absorción de calcio; por lo tanto, se aconseja un consumo moderado de este producto, principalmente por parte de niños y ancianos.

Por otra parte, durante la fusión, la caseína es parcialmente destruida, por lo que la digestibilidad del quesito es generalmente satisfactoria.

Combinaciones	
Aconsejadas	*Desaconsejadas*
hortalizas	fruta, mermeladas, leche

QUESO

Por su elevado poder calórico, el consumo de queso por parte de personas con problemas de exceso de peso debe ser extremadamente moderado.

En los casos de hipercolesterolemia e hiperlipemia, si bien no es necesario eliminarlos por completo, deben consumirse en cantidades discretas. El consumo de quesos curados puede ocasionar dolor de cabeza.

El queso es uno de los alimentos más nutritivos, pues se trata de un concentrado de las proteínas y los lípidos de la leche, y su contenido en calorías, en las mismas cantidades, es superior al de la carne, los huevos o el pescado. Por todo ello, asume un papel importantísimo en nuestra alimentación.

El siguiente cuadro nos ayudará a comprobarlo:

**Contenido en calorías de algunos quesos
por cada 100 g de alimento**

Emmental	404	Camembert	301
Mozzarella	245	Queso de oveja	380
Edam	306	*Gruyère*	393
Parmesano	374	Requesón	271
Brie	263		

TÉCNICA DE PRODUCCIÓN

Aunque el número de quesos fabricados resulta interminable, y cada uno de ellos supone una elaboración especial, las operaciones principales para su producción son siempre las mismas: coagulación de la leche, formación de la cuajada, ruptura de éste, su eventual cocción, configuración, compresión y, para algunos, saladura y maduración.

La cuajada se forma gracias a la acción del cuajo, un complejo enzimático obtenido del cuarto estómago de animales lactantes: terneros, cabritos o corderos.

La acción del cuajo provoca la formación de un producto insoluble en el agua, constituido por la caseína, la principal proteína de la leche, junto con sales de calcio y fós-foro.

La adición de pequeñas cantidades de ácidos orgánicos (cítrico, tártrico, clorhídrico), adelanta la formación de la cuajada. La temperatura también desempeña un papel fundamental en este proceso: la ideal debería situarse alrededor de los 41°C.

Si se somete la cuajada a una «cocción», los quesos resultantes son:

— quesos de pasta cocida (*emmental* o *grana*);
— quesos de pasta semicocida (*asiago*, *fontina*).

En los quesos de pasta cruda la cuajada no se ha calentado.

La maduración es una fase esencial para la formación de las características organolépticas del queso. Durante este proceso la lactosa (el azúcar de la leche), fermenta, y las proteínas y las grasas sufren una degradación parcial. En algunos quesos aparecen incluso agujeros y cavidades.

Existen quesos de maduración rápida (hasta un mes), de maduración media (hasta 6 meses), y de maduración lenta (más de 6 meses).

TIPOS DE QUESO

Además de clasificarse según su técnica de producción, los quesos se pueden agrupar siguiendo otros criterios.

Por su contenido en substancia grasa, distinguimos:

— quesos no grasos: grasa inferior al 20%;
— quesos semigrasos: grasa entre el 20 y el 41%: *asiago,* queso de oveja, *grana* paduano;
— quesos grasos: grasa superior al 42%: *robiola, gorgonzola, mozzarella, gruyère.*

Existe además un tipo de quesos caracterizado por la presencia de mohos.

VALOR NUTRITIVO

El queso es un alimento particularmente apreciado por su alto contenido en proteínas. En este sentido, sustituye perfectamente la carne, aunque posea, respecto a ésta, un porcentaje menor de hierro.

Es abundante en calcio y fósforo, vitamina D y vitamina A, y la presencia de vitaminas del grupo B resulta relevante.

Durante el crecimiento de los niños, está especialmente recomendado, al contribuir a la formación de los huesos y prevenir la caries. Los quesos no grasos y los semigrasos son muy apropiados también para los ancianos, a los que ayuda a remediar la fragilidad de los huesos que se produce a cierta edad.

El contenido en glúcidos es muy bajo, dado que la lactosa presente en un principio en la leche, desaparece en forma de suero, o fermenta durante la maduración. Por ello, la tolerancia al queso es mayor que la tolerancia a la leche.

La **digestibilidad** es considerable en los quesos de pasta cocida, aconsejables en la alimentación de los niños, pero disminuye en los productos de pasta semicocida y se convierte en escasa en los de pasta cruda.

Una característica negativa del queso es su pobreza en hierro y vitamina C.

QUESO DE OVEJA

Calorías 380	Colesterol 85
Prótidos 28,3 *Lípidos* 29,5 *Glúcidos* 0	

Contraindicado en los casos de: hiperlipemia, hipercolesterolemia.

Existen distintos tipos de queso de oveja, según el lugar donde han sido producidos. Todos se elaboran con leche entera, y pueden ser de pasta dura, cruda o semicocida, y someterse a maduraciones distintas.

Son de digestión difícil.

Combinaciones	
Aconsejadas	*Desaconsejadas*
hortalizas	fruta, mermeladas, leche

R

RÁBANO

Contraindicado en los casos de: cálculos en las vías urinarias.

A esta planta herbácea, *Raphanus raphanistrus*, perteneciente a la familia de las crucíferas, se le llama también rabanillo.

De ella se aprovechan sus raíces, de mayor o menor tamaño, cuyo sabor picante realza el sabor de las ensaladas.

El sabor picante, presente sobre todo en su parte más superficial, se atenúa si se procede a rallar el rábano.

Es muy corriente su presencia en la gastronomía de los países nórdicos, especialmente en el nordeste de Europa. En Austria y Alemania, por ejemplo, constituye uno de los ingredientes de las salchichas y de las carnes hervidas.

Su valor nutritivo es irrelevante, y no resulta de fácil digestión.

Combinaciones	
Aconsejadas	*Desaconsejadas*
cereales y derivados, legumbres, carnes, aceite, pescados y quesos, mantequilla, hortalizas	leche

RANA

Calorías	64	Colesterol	50

Prótidos 15,5   *Lípidos* 0,2   *Glúcidos* 0

Este nombre se aplica a otras especies del mismo género. Se trata de un animal anfibio cuya especie más conocida es la *Rana viridis*, llamada también rana verde.

Su carne es blanca y tierna, muy pobre en grasas y considerablemente digerible, a la vez que particularmente estimada en los arroces, las tortillas y los fritos.

Si bien su poder calórico es bajo, posee un notable porcentaje de hierro.

Combinaciones	
Aconsejadas	*Desaconsejadas*
pescados no grasos, peras, manzanas, melocotones, fresas, kiwis, plátanos, apio, calabacines, lechuga, endibias, setas	cereales y derivados, patatas, leche, legumbres

RAYA

Calorías	68,8	Colesterol	65

Prótidos 14,2   *Lípidos* 0,9   *Glúcidos* 0,7

Contraindicada en los casos de: digestión lenta.

Es un pez cartilagíneo muy común en los mares templados.

Su carne, carente de grasa y con un moderado contenido

en proteínas, es rica en tejido conjuntivo y, consecuentemente, poco digerible.

Combinaciones	
Aconsejadas	*Desaconsejadas*
pescados no grasos, peras, manzanas, melocotones, fresas, kiwis, plátanos, apio, calabacines, berenjenas, achicoria, setas, lechuga, endibias	cereales y derivados, leche, legumbres

REBECO

Véase: caza.

REGALIZ

Contraindicada en los casos de: hipertensión.

La regaliz es una planta leguminosa de cuyas raíces se
extrae un jugo oscuro, de sabor agridulce, destinado a la
preparación de golosinas así como a la coloración de algunas
variedades de cerveza.

Contiene un principio activo, la glicirricina, que, al
facilitar la retención de agua y sales, en dosis elevadas actúa
como un hipertensivo.

REINETA

Es una variedad de manzana de piel amarilla.

Véase: manzana.

REMOLACHA

Calorías	42	Colesterol	0

Prótidos 1,5   *Lípidos* 0,1   *Glúcidos* 8,2

Contraindicada en los casos de: hipertensión.

La remolacha es una planta muy presente en la alimentación. La variedad sacarígena se destina principalmente a la extracción de la sacarosa, el azúcar común, de la que es muy rica.

Las raíces de la variedad roja, redondeadas y cuya tonalidad se debe a la presencia de betaína, un colorante natural disuelto en las vacuolas de las células, de sabor dulzón, se consumen tras una cocción prolongada.

Desde el punto de vista de la nutrición, lo que las distingue es el mayor suministro de vitaminas y minerales por parte de las variedades con hojas.

Combinaciones	
Aconsejadas	*Desaconsejadas*
hortalizas, cereales y derivados, huevos, carnes, quesos y pescados grasos, aceite, mantequilla	fruta, mermeladas

REPOLLO

Calorías	19	Colesterol	0

Prótidos 2,1   *Lípidos* 0,1   *Glúcidos* 2,5

Contraindicado en los casos de: cálculos en las vías urinarias.

Esta col, *Brassica oleracea*, posee un conjunto de hojas anchas que se envuelven apretadamente una sobre otra en forma redondeada. Mientras que las hojas más externas son de color verde, las internas son blancas y muy tiernas. Con el fin de mantener intacto su contenido en vitamina C, es aconsejable consumirlo crudo.

Sus hojas, cortadas en pequeñas tiras y fermentadas en barriles de madera con sal, pimientas y aromas diversos, constituyen el llamado chucrut.

Combinaciones	
Aconsejadas	*Desaconsejadas*
cereales y derivados, aceite, patatas, legumbres, quesos, carnes y pescados grasos, huevos, mantequilla,	leche

REQUESÓN

Requesón romano de oveja

Calorías 271		Colesterol 51	
Prótidos 8,4	*Lípidos* 25,1	*Glúcidos* 3,2	

Contraindicado en los casos de: hiperlipemia, hipercolesterolemia.

De la fabricación de los distintos quesos queda como residuo un líquido turbio de color amarillo verdoso, llamado suero.

Éste contiene las substancias presentes, en un principio, en la leche, pero que no se han coagulado durante la formación de la cuajada. Están constituidas principalmente por lactoalbúminas, unas proteínas, y por una cantidad variable de grasa, que va del 0,2-0,3% hasta el 1% en el caso de la leche entera. El requesón se elabora con este líquido acidificado y sometido a temperaturas de 80-90 °C. El calor provoca la coagulación de las lactoalbúminas en una masa blanda que posteriormente es prensada con el fin de reducir su contenido en agua. La leche que normalmente se utiliza es la de oveja. La de vaca da lugar a un lácteo más digerible y menos calórico, pues de hecho, la grasa presente en el requesón de vaca puede ser inferior incluso en un tercio respecto a la del requesón de oveja.

El requesón puede consumirse bien fresco, bien salado, ahumado y sometido a maduración.

Posee un moderado contenido en proteínas de elevado valor biológico, es decir, ricas en aminoácidos esenciales. Sin embargo, si lo comparamos con el queso, resulta más pobre en calcio y vitaminas.

Combinaciones	
Aconsejadas	*Desaconsejadas*
hortalizas	fruta, mermeladas, leche

RIÑÓN

Riñón de vacuno

Calorías 104,7		Colesterol 400
Prótidos 14,8	*Lípidos* 4,6	*Glúcidos* 0,8

Contraindicado en los casos de: uricemia, gota, hipercolesterolemia.

Es un despojo de considerable valor nutritivo, al poseer, además de un importante porcentaje de proteínas, un notable contenido en hierro fácilmente absorbible y vitamina B_{12}.

Tiene forma de alubia. Pegado a él se encuentra la grasa, que debe ser blanca y compacta. Resulta de fácil digestión.

Combinaciones	
Aconsejadas	*Desaconsejadas*
carnes magras, manzanas, peras, melocotones, fresas, ciruelas, kiwis, apio, setas, calabacines, berenjenas, endibias, lechuga	cereales y derivados, leche, patatas, legumbres

RÓBALO

Calorías	82	Colesterol	65
Prótidos 16,5	*Lípidos* 1,5	*Glúcidos* 0,6	

En los casos de uricemia y gota el consumo de este pescado debe ser extremadamente moderado. Si no existen enfermedades específicas, es apropiado para todos.

Es un pez común en el Mediterráneo y en el Atlántico oriental, de color plateado, vientre blanco y tamaño variable, cuya carne, muy pobre en grasa, de sabor delicado y fácilmente digerible, es apreciada.

RODABALLO

Calorías	81	Colesterol	65
Prótidos 16,3	*Lípidos* 1,3	*Glúcidos* 1,2	

Contraindicado en los casos de: uricemia, gota.

Este pez, muy común en el Mediterráneo, de aspecto parecido al lenguado, es de forma ovoidal, ancha y aplanada, color blancuzco y está provisto de escamas.

Su carne, pobre en grasa y muy apreciada, es muy digerible.

Combinaciones	
Aconsejadas	*Desaconsejadas*
pescados no grasos, peras, manzanas, melocotones, ciruelas, fresas, kiwis, berenjenas, endibias, setas, lechuga, apio, calabacines	cereales y derivados, patatas, leche, legumbres

ROMERO

Contraindicado en los casos de: hiperclorhidria.

Es una planta labiada, *Rosmarinus officinalis*, que crece en lugares arenosos próximos al mar.

De ella se aprovechan las hojas lineales, de color verde oscuro por un lado, y blancuzco por el otro, cuyo contenido en aceite esencial les dota de un intenso aroma.

Es muy apropiado para la preparación de asados, caldos y salsas.

RON

Se trata de un aguardiente producido en los países de América central y, especialmente, en Cuba.

Es el resultado de la destilación de las melazas de caña de azúcar fermentadas. Éstas son un subproducto de la fabricación del azúcar: es un líquido denso, constituido principalmente por sacarosa y fructosa.

La graduación es de unos 43-45 °C, y las calorías que suministra por cada 100 gramos son, aproximadamente, 230.

Véase: alcohol y aguardiente.

ROQUEFORT

Calorías 413	Colesterol 88
Prótidos 23 *Lípidos* 35	*Glúcidos* 2

Contraindicado en los casos de: hiperlipemia, hipercolesterolemia.

Este queso, cuya zona de producción típica es el departamento francés de Aveyron, se elabora con leche entera de oveja, a la que se añade un fermento que ocasiona la característica formación de moho interno. De forma cilíndrica, su maduración dura alrededor de 45-60 días, y resulta bastante indigesto.

Combinaciones	
Aconsejadas	*Desaconsejadas*
hortalizas	fruta, mermeladas, leche

RUCA

Es una planta herbácea de la familia de las crucíferas, *Eruca sativa*, llamada también ruga.

Sus hojas, de peculiar sabor aromático y ligeramente picante, se destinan a las ensaladas y a la preparación de salsas.

RUIBARBO

Contraindicado en los casos de: hiperclorhidria.

Es una planta poligonácea de grandes hojas e inflorescencia en forma de espiga.

Existen diversas especies de ruibarbo, siendo las más conocidas las llamadas ruibarbo chino.

Al contener el rizoma de esta planta algunos principios activos de sabor gratamente amargo, se utiliza mucho en la fabricación de licores y aperitivos.

También posee virtudes purgantes y depurativas.

S

SACARINA

Se trata de una substancia obtenida por síntesis química, que posee un gran poder edulcorante, 500 veces mayor que el de la sacarosa, es decir, el azúcar común.

Sin embargo, a diferencia de éste, al no tener valor calórico ninguno, se utiliza como edulcorante en los casos en que es preciso reducir el número de calorías, así como en la diabetes.

Hace algún tiempo, se pensó que existía alguna relación entre el consumo de sacarina y la aparición de tumores, sobre todo en la vejiga. No obstante, investigaciones realizadas en animales de laboratorio han desmentido dicha conexión.

A pesar de todo, el Ministerio de Sanidad desaconseja el consumo de este edulcorante durante el embarazo y la lactancia, y según la OMS (Organización Mundial de la Salud), no debe superarse una dosis diaria de 2,5 mg por cada kg de peso corporal.

La adición de sacarina a las comidas debe hacerse después de la cocción de éstas, ya que el calor puede provocar un cambio de sabor, de dulce a amargo.

SACAROSA

Véase: azúcar.

SAL

Este nombre se refiere corrientemente a la sal de cocina o cloruro de sodio. Se extrae de yacimientos o de las aguas del mar mediante un proceso de refinación que elimina el resto de minerales presentes: yodo, cinc, etc.

El sodio es un elemento inorgánico esencial para el buen funcionamiento de nuestras células: interviene en la regulación del equilibrio hídrico.

Una alimentación variada proporciona la dosis de sodio necesaria diariamente. Por otra parte, estamos tan acostumbrados al gusto salado de las comidas, que difícilmente aceptaríamos una dieta carente de sal por completo. Sin embargo, hay que consumirla con moderación.

Es bien sabido que el consumo excesivo de sal puede ocasionar hipertensión en los individuos con predisposición a ella. Las personas que sufren enfermedades tales como descompensación cardíaca y afecciones renales agudas o crónicas, mejoran si limitan o eliminan la sal de su dieta.

En los países occidentales ricos, la sal se consume en cantidades que superan con creces la necesidad diaria de 400 mg de sodio (contenidos en un gramo de sal de cocina).

Comparándola con la sal refinada común, resulta preferible la sal marina integral, puesto que contiene oligoelementos (boro, yodo, cinc, cobre, litio, etc.), ausentes en la primera, que asumen un papel importante en el mantenimiento del bienestar de nuestro organismo.

Los alimentos de origen animal presentan, generalmente, un contenido mayor en sodio.

SALCHICHA

Salchicha de cerdo fresca

Calorías	338		Colesterol	47
Prótidos 14,3		*Lípidos* 30,8	*Glúcidos* 0	

Salchicha de carne de cerdo y de vacuno fresca

Calorías	398	Colesterol	55
Prótidos 14,2	*Lípidos* 30,8	*Glúcidos* 0	

Contraindicada en los casos de: hiperlipemia, hipercolesterolemia.

Este alimento, perteneciente al grupo de los embutidos crudos, se elabora con carne de cerdo y grasa de jamón o tocino triturados.

A continuación, la pasta resultante es embutida. La salchicha se consume sobre todo guisada, después de haber sido curada durante algunos días. Cruda, debe consumirse sólo si ha sido sometida a un período de curación de dos meses.

Existen, asimismo, salchichas preparadas con una mezcla de carne de vacuno y de carne de cerdo; otras, en cambio, se elaboran únicamente con carne de vacuno.

La salchicha de hígado y bazo de cerdo es especialmente rica en vitamina A.

Se trata, en general, de alimentos hipercalóricos e hipergrasos.

Combinaciones	
Aconsejadas	*Desaconsejadas*
hortalizas	fruta, mermeladas, leche

SALCHICHA DE FRANCFORT

Calorías	252	Colesterol	40
Prótidos 11,3	*Lípidos* 23,7	*Glúcidos* 0	

Contraindicada en los casos de: digestión lenta, enferme-dades hepáticas, arterioesclerosis.

Es un producto de tocinería perteneciente al grupo de los embutidos cocidos y ahumados. De tamaño parecido al de una salchicha pequeña, se la denomina también salchicha vienesa.

Se elabora con carne y grasa de cerdo, y carne de vacuno, picadas con esmero hasta obtener una pasta fina y compacta, a la que se añade sal, nitratos y nitritos, para mejorar el color del producto cocido, polifosfatos, cuya función es retener el jugo que podría soltarse durante la cocción, y también pimienta, leche en polvo descremada y ácido ascórbico, de virtudes conservantes.

Combinaciones	
Aconsejadas	*Desaconsejadas*
hortalizas	fruta, mermeladas, leche

SALCHICHÓN

Calorías 462		Colesterol 79
Prótidos 36,9	*Lípidos* 34,9	*Glúcidos* 0

Contraindicado en los casos de: digestión lenta, enferme-dades hepáticas, colitis, hipercolesterolemia.

El salchichón es un producto de tocinería embutido y curado. Para su elaboración se utilizan sólo carnes de cerdo, o de cerdo y de vacuno. Éstas se trituran hasta un cierto punto, se mezclan con especias y grasa, y la pasta resultante se embute en envoltorios naturales (vísceras de animales) o artificiales (fibras plásticas o de celulosa).

La última operación consiste en la curación, que puede durar incluso varios meses, y de la que depende la calidad del producto final. En esta fase, de hecho, se forman una serie de substancias responsables del gusto y del sabor del salchichón, fruto de la destrucción de los lípidos y prótidos presentes en la pasta.

Existen numerosos tipos de salchichón. Nombraremos el *Felino*, elaborado en un pueblo de Parma sólo con carne de cerdo de primera calidad y grasa de cerdo dura a las que se añade sal, especias y vino blanco, embutido en el colon o recto del cerdo, y curado durante 5-10 meses; el salchichón tipo Milán, de pasta fina, elaborado con carne y grasa de cerdo y carne de vacuno en partes iguales, sal, pimientas y diversas especias, embutido en el colon del cerdo y curado entre 3 y 5 meses; el salchichón preparado con carne de cerdo y de vacuno en partes iguales, pedacitos de tocino, sal, especias y vino blanco, curado durante unos 4 meses; el salchichón elaborado con carne y grasa de cerdo y carne de vacuno en partes iguales, sal, especias y vino blanco, embutido en el colon equino y curado durante 2-3 meses; el de Jabugo, hecho con carne muy magra, sal, ajo, pimienta negra y vino de Jerez

Los salchichones de pequeño tamaño resultado de embutir la pasta del salchichón crudo con un poco de carne de toro o equina, con el fin de dotarle de una consistencia característica y un color oscuro.

Existe, asimismo, otro tipo elaborado sólo con carne de cerdo (salchichón de Vic).

Para terminar, nombraremos un tipo de salchichón largo y delgado preparado con carne y grasa de cerdo.

Su elevado contenido en grasas los convierte en alimentos muy calóricos, de digestión difícil.

Combinaciones	
Aconsejadas	*Desaconsejadas*
hortalizas	fruta, mermeladas, leche

SALMÓN

Salmón fresco

Calorías	186	Colesterol	70
Prótidos 18,4	*Lípidos* 12	*Glúcidos* 0	

Salmón ahumado

Calorías	188	Colesterol	90
Prótidos 21,1	*Lípidos* 11,5	*Glúcidos* 0	

Contraindicado en los casos de: uricemia, gota, hipertensión, digestión lenta.

El salmón, *Salmo salar*, es un pez que vive a lo largo de las costas de los mares fríos del norte que transcurre los dos primeros años de vida en agua dulce, para después emigrar al mar. Remonta los ríos para desovar.

La carne de salmón es muy apreciada. La de animales de agua dulce es menos nutritiva, al ser más pobre en grasas y proteínas.

Además de consumirse fresco, el salmón se conserva salado y ahumado. Es corriente encontrar en los establecimientos de alimentación salmón ahumado conservado al vacío en envases largos y aplanados. Su permanencia en el frigorífico, a una temperatura de unos 4 °C, no debe superar la fecha de caducidad.

Combinaciones	
Aconsejadas	*Desaconsejadas*
hortalizas	fruta, mermeladas, leche

SALMONETE

Calorías	123	Colesterol	65
Prótidos 15,8	*Lípidos* 6,2	*Glúcidos* 1,1	

Contraindicado en los casos de: digestión lenta, uricemia, gota.

En el mercado es posible encontrar dos variedades de salmonete: el salmonete de roca, *Mullus surmuletus*, y el salmonete de fango, *Mullus barbatus*. El más extendido es el primero, un pez que puede alcanzar los 40 cm de largo, y que presenta en su cuerpo cuatro tiras doradas. Vive preferentemente entre las rocas y en fondos rocosos. El salmonete de fango, en cambio, prefiere los fondos arenosos, y se diferencia del primero por la existencia de una especie de bigote bajo la mandíbula.

La carne de ambos pescados, semigrasa, es de buena calidad, si bien es mejor la del salmonete de roca.

Combinaciones	
Aconsejadas	*Desaconsejadas*
pescados no grasos, peras, manzanas, melocotones, fresas, ciruelas, berenjenas, kiwis, lechuga, endibias, apio, calabacines, judías tiernas	cereales y derivados, leche, patatas, legumbres

SALMUERA

La salmuera es una solución concentrada de sal utilizada para la conservación de numerosos alimentos.

La técnica de salar los alimentos cárnicos y el pescado con el fin de impedir su alteración, es uno de los métodos de conservación más antiguos.

La acción conservante del cloruro de sodio consiste en la deshidratación de los tejidos con los que se pone en contacto, y en la formación en el interior de éstos de compuestos proteico-salinos que crean condiciones no favorables al desarrollo de las bacterias de la putrefacción.

La salazón puede efectuarse bien en seco, bien mediante la inmersión en una salmuera.

Partiendo de la concentración de sal distinguimos una salmuera dulce (menos concentrada) y una fuerte (más concentrada) que posee, obviamente, un poder mayor como conservante.

Al reclamar la sal agua de los tejidos, durante la conservación del alimento se produce una progresiva dilución de la salmuera, por lo que es conveniente reponer sal de vez en cuando para que aquélla conserve el nivel de concentración inicial.

SALVADO

Contraindicado en los casos de: estreñimiento espástico, gastroduodenitis, úlcera gastroduodenal.

Es la cutícula externa del grano de trigo, de cuya molienda constituye un subproducto.

El principal constituyente del salvado es la celulosa, un polisacárido que las enzimas digestivas del hombre no son capaces de rebajar a su componente más simple, la glucosa.

En la alimentación desempeña un importante papel como estimulador de las funciones intestinales, y como elemento que parece prevenir la aparición de diverticolitis y tumores.

SALVIA

Contraindicada en los casos de: hiperclorhidrias.

La salvia, *Salvia Officinalis*, es una planta perenne perteneciente a la familia de las labiadas que crece silvestre en terrenos herbosos. Su tallo es tieso, y sus hojas, rugosas.

Las hojas, muy aromáticas por la presencia de un aceite esencial, son muy utilizadas en la cocina para aromatizar diversos platos, y para conservar las carnes embutidas.

SANDÍA

Calorías	15	Colesterol	0
Prótidos 0,7	*Lípidos* 0	*Glúcidos* 3,7	

Contraindicada en los casos de: digestión lenta.

Es el fruto del *Citrullus vulgaris*, una cucurbitácea que fue introducida en Europa en la época de las cruzadas.

El fruto, que puede llegar a pesar incluso 20 o 25 kg, es redondeado o alargado, de pulpa rojiza con numerosas semillas incrustadas en ella. Al poseer un porcentaje altísimo de agua, su valor calórico es irrelevante.

Combinaciones	
Aconsejadas	*Desaconsejadas*
melón	cereales y derivados, leche, legumbres, pescados, carnes y quesos grasos

SANGRE

Calorías	76	Colesterol	68
Prótidos 18,5	*Lípidos* 0,1	*Glúcidos* 0,1	

Contraindicada en los casos de: uricemia, gota.

El sacrificio de animales grandes, además de proporcionar carnes y despojos, suministra una substancia orgánica, la sangre, de un notable contenido en proteínas y de un bajo poder calórico.

En la alimentación humana se destina principalmente a la preparación de salchichas y conservas de carne.

El civet, un alimento de elevado poder calórico, está constituido por sangre de cerdo coagulada y embutida junto con ingredientes como azúcar, cacao, uva, pasa, etc.

SARDINA

Calorías	129	Colesterol	100
Prótidos 20,8	*Lípidos* 4,5	*Glúcidos* 1,5	

Contraindicada en los casos de: uricemia, gota, hipertensión (en los productos conservados en salazón).

La sardina, *Sardina pilchardus sardina*, es un pez muy corriente en el Mediterráneo y en el Atlántico oriental.

La mejor época para pescarla va de marzo a septiembre, período en que la sardina se aproxima a la costa para desovar.

Su carne, semigrasa, es muy estimada, ya sea fresca, ya sea en salazón o en aceite. En este último caso se utilizan tanto pescados frescos como congelados.

En primer lugar, se procede a eliminar las vísceras y a deca-pitarlas para, a continuación, sumergirlas en una sal- muera. La saladura se prolonga durante unos 15 minutos, y tiene también como objetivo el desangrar el pescado. La siguiente operación consiste en enlatar y cocer las sardinas. Después, se añade el aceite y, con el fin de evitar la formación de bolsas de aire en el interior de las latas, se utiliza aceite caliente. Finalmente, las latas son cerradas y esterilizadas.

Combinaciones	
Aconsejadas	*Desaconsejadas*
pescados no grasos, apio, calabacines, berenjenas, endibias, lechuga, setas, manzanas, peras, fresas, melocotones, ciruelas, kiwis, plátanos	cereales y derivados, leche, patatas, legumbres

SARGO

Calorías	103	Colesterol	70
Prótidos 15	*Lípidos* 4,4	*Glúcidos* 1	

Contraindicado en los casos de: uricemia, gota.

Es un pez común en las aguas del Mediterráneo, del que existen varias especies, siendo la más estimada el *Sargus sargus*. Se pesca durante todo el año, pero sobre todo en primavera y verano.

Vive a poca profundidad, y prefiere las costas rocosas.

Su carne, semigrasa, es muy sabrosa.

Combinaciones	
Aconsejadas	*Desaconsejadas*
pescados no grasos, apio, calabacines, berenjenas, endibias, lechuga, setas, kiwis, manzanas, peras, ciruelas, melocotones, fresas, plátanos	cereales y derivados, patatas, leche, legumbres

SEBO

Contraindicado en los casos de: hiperlipemia, arterioesclerosis, hipercolesterolemia, exceso de peso.

El sebo es el resultado de la fusión y purificación de la grasa interior o de cobertura de las reses.

Su composición química depende del tipo de grasa utilizada. Sin embargo, son características comunes el elevadísimo contenido en lípidos, más del 90%, y en colesterol, que aun así resulta inferior al de la mantequilla.

Su empleo es principalmente industrial.

En la alimentación humana se destina a la fabricación de margarinas. En particular, mediante la fusión y prensado del sebo se obtiene la oleomargarina, un producto pastoso, amarillo y de grato sabor, similar a la mantequilla.

SÉMOLA

Calorías 361	Colesterol 0	
Prótidos 11,5	*Lípidos* 0,5	*Glúcidos* 77,6

Las cariópsides del grano duro y del maíz molidas producen unos granos menudos angulosos que constituyen la sémola.

De la harina de grano duro, tras la eliminación del salvado y otras impurezas, se obtienen sémolas utilizadas bien para la fabricación de la pasta, bien para la preparación de alimentos dietéticos e infantiles.

Combinaciones	
Aconsejadas	*Desaconsejadas*
cereales y derivados, patatas, hortalizas	fruta, mermeladas, carnes, quesos y pescados no grasos

SEPIA

Calorías	73	Colesterol	50
Prótidos 14	*Lípidos* 1,5	*Glúcidos* 0,7	

Contraindicada en los casos de: digestión lenta.

La sepia, *Sepia officinalis*, es un molusco con una concha en el dorso, de cuerpo oval y provisto de tentáculos.

Vive en fondos fangosos y arenosos. Su carne es muy estimada, especialmente la procedente de ejemplares jóvenes, blanca y carente de grasa, aunque abundante en tejido conjuntivo, y en consecuencia, algo indigesta.

Posee un notable contenido en calcio y hierro.

Combinaciones	
Aconsejadas	*Desaconsejadas*
pescados no grasos, apio, manzanas, melocotones, peras, ciruelas, fresas, kiwis, berenjenas, endibias, setas, lechuga	cereales y derivados, patatas, legumbres

SÉSAMO

El sésamo, *Sesamum orientale* y *Sesamum indicum*, es una planta cultivada principalmente en la India, Asia Menor y China. Sus semillas contienen un porcentaje de aceite comprendido entre un 40 y un 55%, que se destina, tras ser refinado, a la alimentación humana.

La ley obliga a que el aceite de sésamo se añada a los aceites de semillas para distinguirlos del aceite de oliva: de hecho, contiene compuestos que, en presencia de furfurolo, le confieren una especial coloración rojiza.

SESO

Seso de buey

Calorías 135	Colesterol 2.200
Prótidos 10,2 *Lípidos* 10,2 *Glúcidos* 1,2	

Seso de cerdo

Calorías 127,2	Colesterol 2.200
Prótidos 10,6 *Lípidos* 9,1 *Glúcidos* 0,3	

Contraindicado en los casos de: arterioesclerosis, trastornos hepáticos, obesidad, elevado porcentaje de colesterol sanguíneo.

Sea cual sea el animal del que proceda, el cerebro es uno de los alimentos más abundantes en colesterol.

Por otra parte, la digestibilidad de este alimento, aunque es de consistencia blanda, se ve comprometida por su elevado contenido en lípidos.

Combinaciones	
Aconsejadas	*Desaconsejadas*
hortalizas	fruta, leche, mermeladas

SETA

Seta comestible

Calorías	35	Colesterol	0
Prótidos 4,6	*Lípidos* 0,4	*Glúcidos* 5,2	

Seta silvestre

Calorías	25	Colesterol	0
Prótidos 4,3	*Lípidos* 0,2	*Glúcidos* 2,8	

Contraindicada en los casos de: gota, uricemia, trastornos colíticos.

Las setas son organismos vegetales extraordinariamente presentes en la naturaleza: de hecho existen más de cien mil especies.

Es característica común a todas ellas el elevado porcentaje de agua (aproximadamente un 90%), y el pobre contenido en calorías.

Su valor nutritivo reside en las proteínas, en cantidades variables entre el 2% y el 5%, y en las vitaminas: sobre todo la PP, la A y la D. En cambio carecen de vitamina C.

En las setas secas prácticamente no existen vitaminas.

Dada la peligrosidad de algunas setas, su venta se ve

sometida a un reglamento específico. Está permitida únicamente en los mercados públicos y en algunos establecimientos autorizados, que deben exhibir los certificados de control.

Los mercados hortofrutícolas de las ciudades más importantes ofrecen al consumidor un servicio micológico de asistencia e información, que le ayuda a distinguir las varieda-des comestibles de las venenosas. Al respecto, es necesario decir que:

Es un error pensar que el veneno pueda desaparecer gracias a la cocción.

Es un error creer que si la seta es venenosa ennegrecerá una cuchara de plata que hierva junto con ella.

Es un error pensar que los procedimientos de conservación, como el secado, puedan convertir en inofensivas las setas venenosas.

Sin duda alguna, la más peligrosa de todas ellas es la tignosa verde, *Amanita phalloides*, extendida por todos los bosques europeos, especialmente durante el otoño. Contiene, como mínimo, cuatro toxinas.

Son suficientes pocos gramos de esta seta para matar a un hombre. Lo que la convierte en especialmente venenosa es el hecho de no manifestarse los síntomas de su ingestión hasta después de muchas horas de haber sido consumida.

Siguen a los vómitos, diarreas y sudoración profusa, los calambres en las pantorrillas, el enfriamiento de las extremidades y la disminución de la presión. La muerte sobreviene en medio de parálisis y convulsiones espasmódicas.

Dado que las setas comestibles demasiado maduras pueden provocar molestias gastrointestinales, es aconsejable consumirlas apenas hayan sido adquiridas.

Se venden tanto setas silvestres, recogidas en colinas y montes, como setas cultivadas, como el champiñón.

SHERRY

Véase: jerez.

SIDRA

Es una bebida obtenida por fermentación de zumos de fruta, especialmente de manzanas o peras, de sabor astringente debido a la presencia en el mosto de origen de ácidos orgánicos, sobre todo ácido málico.

Su graduación, que puede llegar a los 7 grados, se da en función del tipo de fruta fermentado y de su grado de maduración.

Partiendo del contenido en azúcar, existe la variedad seca y la variedad dulce, con un porcentaje esta última que se sitúa alrededor de un 5%.

La aportación energética de esta bebida depende de la cantidad de alcohol y de los azúcares disueltos en ella: un litro de sidra poco alcohólica (2,6 grados) y con un porcentaje de azúcar del 2,5% proporciona unas 220 calorías.

SOJA

La soja, *Glycine hispida*, *Glycine soja*, *Soja hispida*, es una planta herbácea de la familia de las leguminosas, procedente de Asia oriental, si bien hoy su cultivo se ha extendido por la totalidad de los países asiáticos. Durante los últimos decenios su cultivo también es masivo en los Estados Unidos. En alimentación se aprovechan sus semillas, muy ricas en principios nutritivos.

De hecho, su composición química se caracteriza por un elevado contenido en proteínas (un 38-40%) y, principalmente, por la presencia de aceite en un 20%, aproximadamente.

Es asimismo notable el porcentaje de hierro, calcio fósforo y yodo.

Los glúcidos representan alrededor de un 20% del total.

En consecuencia, la soja es un alimento muy nutritivo, hipercalórico y con un buen contenido en proteínas de considerable valor alimenticio.

Como todas las legumbres, además de consumirse directamente, ha adquirido otras formas.

ACEITE DE SOJA

Hoy en día la soja constituye la fuente más importante de aceite de semillas.

Es característico de este aceite su relevante contenido en ácidos grasos polinsaturados, especialmente el linoleico, lo que representa una ventaja y una desventaja.

Si bien el aceite de soja constituye una importante fuente de ácidos grasos esenciales para nuestro organismo, en otro aspecto, y a causa de la presencia de estos componentes grasos fácilmente degradables por el calor y oxidables, se convierte en un aceite poco adecuado para freír y guisar, al ocasionar sabores desagradables.

Otra de las peculiaridades del aceite de soja es su elevado contenido en lecitinas, substancias extraídas del aceite durante las operaciones de refinación que son muy utilizadas posteriormente por la industria alimentaria como emulsionantes en la fabricación de chocolates, mayonesas, etc.

LECHE DE SOJA

Es fruto de la mezcla de harina de soja, a la que se ha eliminado parte de la grasa, con agua, azúcar y sal.

Se trata de un producto alternativo en los casos de intolerancia a la lactosa, el azúcar de la leche.

Con ella se elabora un producto parecido al queso, llamado, precisamente, «queso de soja».

HARINA DE SOJA

Lo que queda de las semillas tras la extracción del aceite, las llamadas tortas, se somete a una desaromatización y tostadura, que evita la acción de algunos principios tóxicos, y se convierte en una harina que puede añadirse a varios alimentos como integrador proteico.

Además, de ella se pueden extraer las proteínas, también utilizadas para enriquecer varias preparaciones alimentarias.

SORBITOL

Se trata de un alcohol presente naturalmente en muchos tipos de fruta.

Respecto a la sacarosa, su poder edulcorante es de un 50%.

Metabolizado por nuestro organismo sin la intervención de la insulina, resulta apropiado como edulcorante en la alimentación de los diabéticos. Sin embargo, mientras que la sacarina no posee ningún poder calórico, el sorbitol proporciona 4 calorías por gramo.

Tiene propiedades laxantes.

SORGO

El sorgo —la especie más extendida es el *Sorghum vulgare*— es un cereal cultivado principalmente en los países africanos, pues resiste los climas más áridos.

Las cariópsides se consumen enteras, hervidas o tostadas y como harina para la preparación de galletas.

T

TAMARINDO

El tamarindo, *Tamarindus indica*, es un árbol perteneciente a la familia de las leguminosas cesalpinoideas que crece silvestre por toda la India, aunque se supone originario de África oriental. El árbol adulto puede alcanzar una altura de 25 metros. De sus vainas, privadas de las semillas, parcialmente secadas y maceradas en agua, se obtiene un líquido oscuro, de sabor áspero, que constituye la base del sabor amargo del auténtico curry indio. Por otra parte, el fruto, muy ácido debido a la presencia de ácido tártrico en grandes cantidades, se destina a la preparación de bebidas y jarabes.

TAPIOCA

Calorías	363	Colesterol	0
Prótidos 0,6	*Lípidos* 0,2	*Glúcidos* 86,4	

Se trata de un tipo de fécula extraída de los tubérculos de las variedades amargas de la mandioca.
Interviene en numerosos alimentos dietéticos.

Combinaciones	
Aconsejadas	*Desaconsejadas*
cereales y derivados, patatas, hortalizas	fruta, leche, pescados, carnes, y quesos no grasos

TÉ

La planta del té es seguramente de origen oriental, y el empleo de sus hojas en infusión, que da lugar a la bebida del mismo nombre, ya se practicaba algunos milenios antes de Cristo.

El té no llegó a Europa hasta el siglo XV, y se utilizó como medicamento hasta que en el año 1600 fue servido por primera vez en una *coffee house* de Londres. Desde aquel momento esta bebida fue adquiriendo cada vez más popularidad, se extendió por otros países convirtiéndose rápidamente en la bebida nacional inglesa.

El árbol del té, *Camellia sinensis*, aunque puede llegar a alcanzar los treinta metros de altura, se mantiene en el tamaño de un arbusto para facilitar la recogida de sus hojas, que se realiza generalmente a mano.

De las hojas más jóvenes procede el té de mejor calidad.

Las variedades comercializadas pueden reunirse en dos grandes grupos: el té negro y el té verde. En ambos casos las hojas frescas se someten a un primer secado que implica la pérdida de cierta cantidad de agua.

La operación siguiente consiste en la disposición de las hojas en forma de cartucho, lo que supone algunas transformaciones enzimáticas que ocasionan la producción de diversas substancias y el inicio de la degradación de la clorofila.

En este momento, cuando las hojas del té verde son secadas rápidamente, hasta lograr una humedad final del 3-4%, las del té negro se someten a una fermentación que da lugar a la formación de substancias que le confieren no sólo un color más oscuro, sino también ese bouquet que le es peculiar. A continuación son secadas hasta alcanzar un porcentaje de humedad de, como máximo, el 3%. Por otro lado, en esta fase se produce una disminución del sabor astringente característico del té verde, al formarse compuestos entre los polifenoles, como el tanino, y las proteínas.

El té negro resulta más aromático, menos astringente y más rico en cafeína.

Esta bebida, a no ser que se le añada azúcar, no posee ningún valor calórico. Sin embargo, su contenido en cafeína y substancias polifenólicas producen efectos sobre nuestro organismo y, en consecuencia, sobre nuestra salud. De hecho, los polifenoles del té parecen ejercer una acción antiinflamatoria y de fortalecimiento de los capilares sanguíneos, en cambio la cafeína, como se sabe, estimula el sistema nervioso central y la secreción gástrica. En consecuencia, el té debe clasificarse como alimento «excitante», y, por tanto, su consumo habitual no es apropiado para las personas hiperemotivas, irritables, insomnes y gastropáticas.

Respecto a una taza de café, una de té posee un contenido menor en cafeína, y solamente la cocción prolongada de sus hojas puede elevarlo a valores iguales o superiores. Sin embargo, a largo plazo la ingestión de té con el estómago vacío puede desembocar en la aparición de gastritis u otros trastornos del aparato digestivo. Por eso, acompañar su consumo con galletas constituye una excelente costumbre.

Tras un duro esfuerzo físico, caracterizado por una transpiración abundante, puede ser una buena idea beber algún sorbo de té, pues nos ayudará a reponer sales minerales y a tonificar la musculatura fatigada.

TELINA

Calorías	76	Colesterol	50
Prótidos 11,1	*Lípidos* 0,9	*Glúcidos* 5,9	

Contraindicada en los casos de: digestión lenta.

Es un molusco de concha bivalva que vive en nuestros mares en fondos arenosos.

Su carne, blanca, muy pobre en grasa aunque rica en tejido conjuntivo, resulta poco digerible.

Combinaciones	
Aconsejadas	*Desaconsejadas*
pescados no grasos, piña, manzanas, melocotones, peras, ciruelas, fresas, kiwis, apio, calabacines, endibias, lechuga, judías tiernas, berenjenas	patatas, leche, legumbres

TENCA

Calorías	76	Colesterol	65
Prótidos 17,9	*Lípidos* 0,5	*Glúcidos* 0	

Contraindicada en los casos de: uricemia, gota.

Es un pez de agua dulce que vive en aguas tranquilas, con fondo fangoso y ricas en vegetación.

Es fácil criarlos en estanques y arrozales.

De cuerpo oval, dorso oscuro y vientre y flancos amarillos, puede llegar a los 30-40 cm de largo, y a un peso de 1 o 2 kg.

El persistente olor a fango de su carne aconseja la inmersión de ésta en agua durante un tiempo considerable.

Su digestibilidad es discreta.

Combinaciones	
Aconsejadas	*Desaconsejadas*
pescados no grasos, piña, manzanas, melocotones, peras, ciruelas, fresas, kiwis, plátanos, apio, calabacines, judías tiernas, lechuga, endibias	cereales y derivados, patatas, leche, legumbres

TERNERA

Calorías	92		Colesterol	59
Prótidos 20,7		*Lípidos* 1	*Glúcidos* 0,5	

Se llama así la carne de vacuno procedente de animales que no han superado los 12 meses de vida, de un peso total de 250-350 kg.

La carne es muy tierna y rosada, con un porcentaje de agua superior al de las carnes procedentes de animales adultos y un modesto contenido en lípidos y en tejido conjuntivo. Se trata, por tanto, de una de las carnes más digestivas.

Dado que el crecimiento del ternero durante los primeros meses de vida es lento, algunos ganaderos sin escrúpulos recurren a los anabolizantes para aumentar su masa muscular con rapidez. El uso de dichas hormonas (estrógenos), una práctica fraudulenta prohibida por la legislación europea, puede ocasionar problemas a nuestra salud.

Combinaciones	
Aconsejadas	*Desaconsejadas*
carnes magras, apio, fresas, berenjenas, endibias, setas, lechuga, judías tiernas, peras, manzanas, melocotones, ciruelas, kiwis, plátanos, piña	cereales y derivados, leche, patatas, legumbres

TERNERO

Es el ganado vacuno que se encuentra entre los 12-18 meses de edad. Respecto a la ternera, su carne posee un porcentaje menor de agua, un contenido en proteínas ligeramente superior (22-24%) y un poder calórico de unas 110 calorías por cada 100 gramos.

Tierna, y de un color entre rojo y rosado, su digestibilidad es parecida a la de la carne de ternera.

Combinaciones	
Aconsejadas	*Desaconsejadas*
carnes magras, apio, kiwis, berenjenas, endibias, lechuga, judías tiernas, manzanas, piña setas, peras, melocotones, ciruelas, fresas, plátanos,	cereales y derivados, patatas, leche, legumbres

TILO

Contraindicado en los casos de: hiperclorhidria.

El tilo común, *Tilia vulgaris*, es un árbol muy extendido en Europa y en América del norte, perteneciente a la familia de las tiliáceas.

Sus flores, amarillentas y de grato e intenso perfume, se destinan bien a la preparación de una infusión tónico-digestiva, bien a la aromatización de cremas y pasteles.

TOCINERÍA

Los productos de tocinería se elaboran con carne de cerdo, a la que se añade carne de vacuno o de otros animales, grasa pura de cerdo, sal, nitratos, nitritos y varias especias.

Los alimentos que la industria pone a disposición del consumidor se distinguen por la cantidad y el tipo de grasa utilizada, por la naturaleza de las carnes empleadas y por las técnicas de conservación utilizadas.

Sobre la base de dicha distinción, diferenciaremos los embutidos de los productos en salazón.

EMBUTIDOS

Esta categoría agrupa los embutidos frescos (salchicha y similares), los embutidos curados (salchichones), y los embutidos cocidos (mortadela y lacón).

La conservación de los embutidos frescos está garantizada por la presencia de sales y especias añadidas durante la elaboración de la mezcla, y por una pérdida parcial de agua a la que se ven sometidos durante su fabricación y durante su secado final previo a la comercialización.

En el caso de los embutidos curados, el producto se conserva gracias a una serie de fermentaciones que se dan durante su curación. Las transformaciones bioquímicas y biofísicas que se producen en esta fase favorecen la formación del buen sabor y la digestibilidad de este tipo de embutidos.

Por último, la conservación de los embutidos cocidos es resultado de los tratamientos térmicos a que han sido sometidos durante su fabricación.

PRODUCTOS EN SALAZÓN

Pertenecen a este segundo grupo los jamones (crudos, en dulce, ahumados), la espaldilla, y el *bacon* inglés, entre otros. Se conservan gracias a su pérdida parcial de agua y a su salazón. Ahumarlos y cocerlos constituyen dos tratamientos fundamentales para la conservación de algunos de estos productos.

EL PAPEL DE LA SAL Y DE LOS ADITIVOS

La adición de sal a los alimentos es una de las técnicas más antiguas de conservación practicadas por el hombre. Su acción como conservante se basa esencialmente en su capacidad de reducir la cantidad de agua favorable al desarrollo de las bacterias.

Sin embargo, su empleo no elimina la totalidad de las formas vegetativas de las bacterias y esporas, sino que crea únicamente un ambiente poco favorable para su proliferación.

Al objeto de remediar esta situación, en los productos de tocinería crudos se utilizan también nitratos de sodio y potasio (salnitro), y nitritos de sodio y potasio. Estos aditivos, además de mejorar la conservación del producto, favorecen el desarrollo de una flora bacteriana útil durante su curación, dotando a las carnes de un intenso color rojo.

Recientemente se ha discutido mucho sobre la oportunidad de utilizarlos como aditivos de los alimentos, dado que pueden ocasionar en nuestro organismo la formación de nitrosaminas, substancias cuyo poder cancerígeno se descubrió en los años cincuenta. Por ello, la ley ha establecido en qué cantidades deben ser empleados. No obstante, dado que desgraciadamente los nitratos y los nitritos se encuentran también en el agua, como una consecuencia más de la contaminación, su uso tendría que limitarse sólo a los productos que realmente precisen de ellos.

Por lo que se refiere a los productos de tocinería cocidos, el empleo de aditivos es principalmente «cosmético», en el sentido que mejoran el aspecto del producto, aun no siendo necesarios para su conservación.

Además de la sal y los nitratos, se permite la adición de numerosas especias: pimienta, jengibre, salvia, nuez moscada, pimentón dulce, etc., cuya finalidad es convertir estos productos en más sabrosos y apetecibles, y, en consecuencia, influir indirectamente sobre su digestibilidad.

VALOR NUTRITIVO

Los productos de tocinería son alimentos de gran poder calórico.

Su contenido en proteínas nobles es relevante, por lo que pueden constituir una sabrosa alternativa a los aburridos platos de carne y pescado, si bien se hace necesario recordar que, en cantidades iguales, proporcionan un número mayor de calorías.

Su digestibilidad depende enormemente de la cantidad de grasa presente y de las especias utilizadas durante su fabricación, que pueden retrasar el vaciado del estómago. En el caso de los productos curados adquiere también cierta importancia el tiempo de curación, ya que de hecho, un salchichón fresco resulta menos digerible que uno curado.

En líneas generales, son productos ricos en grasas principalmente saturadas, por lo que **están contraindicados en los casos de enfermedades hepáticas y arterioesclerosis**. Por otra parte, su riqueza en sodio los desaconsejan en las situaciones en que haya que seguir dietas pobres en este mineral, como por ejemplo en caso de **hipertensión**.

TOCINO

Calorías	891	Colesterol	86
Prótidos 0	*Lípidos* 89	*Glúcidos* 0	

Contraindicado en los casos de: digestión lenta, hipercolesterolemia, arterioesclerosis, hipertensión, exceso de peso.

Está constituido por la grasa subcutánea obtenida del cuello, el costado, el flanco y las ancas del cerdo. Tras eliminar la carne adherida, el tejido adiposo se dispone en forma triangular y se conserva en salazón durante un mes. Con el fin de hacerlo apto para el consumo, todavía habrá de ser curado   durante un período de dos o tres meses. Es un alimento hipercalórico, rico en grasas y muy indigesto. Estas características desaconsejan su consumo en todos los casos.

Combinaciones	
Aconsejadas	*Desaconsejadas*
hortalizas	fruta, leche

TOMATE

Tomate maduro

Calorías	16	Colesterol	0
Prótidos 1	*Lípidos* 0,2	*Glúcidos* 2,9	

Tomate para ensalada

Calorías	17	Colesterol	0
Prótidos 1,2	*Lípidos* 0,2	*Glúcidos* 2,8	

Contraindicado en los casos de: cálculos en las vías urinarias.

El tomate, *Lycopersicum esculentum*, es una planta herbácea perteneciente a la familia de las solanáceas, originaria de América central e introducida en Europa por los españoles.

El fruto es una baya pulposa de característica coloración debido a la presencia de caroteno, transformado en vitamina A por nuestro organismo, y licopeno.

Aunque madura en verano, gracias a su cultivo en invernaderos es posible encontrarlo en el mercado durante todo el año.

Existen numerosas variedades que encuentran distintos empleos. Pueden consumirse crudos, o pueden destinarse a la preparación de un zumo poco calórico que quita la sed, pueden cocerse con el fin de preparar salsas, o ser transformados en conserva por parte de la industria alimentaria: tomates al natural, concentrados o pelados. Los mejores para este último tipo de conserva son aquellos que poseen la característica forma de pera.

Aunque el valor calórico del tomate es francamente bajo, se trata de una hortaliza muy apreciada por su notable contenido en vitamina C y vitamina A.

Su aroma y color realzan el sabor de numerosos platos como la pizza, la pasta con salsa de tomate o la ensalada, por sólo citar algunos.

Un tomate de calidad debe poseer un color rojo intenso, una piel sin manchas y una pulpa firme y carnosa.

Tomates en conserva pelados

Las mejores conservas se preparan con tomates perfectamente maduros y en buen estado. Su cosecha y transporte no deben prolongarse, con el fin de evitar una larga exposición al sol que podría influir negativamente sobre el producto resultante.

Las variedades más utilizadas para este tipo de conserva son tomates piriformes, los que facilitan su peladura y cuya pulpa consistente se mantiene a pesar del calor.

Su preparación comprende las siguientes operaciones:

— cribado y lavado;
— peladura;
— llenar los botes intentando evitar en lo posible los espacios vacíos (condición importante de una buena conserva);
— precierre de los botes y precalentamiento (tiene como objetivo reducir la cantidad de aire en el bote, que podría ocasionar algún daño);
— cierre de los botes y esterilización.

Con el fin de no reducir el tomate a una papilla, es fundamental no prolongar demasiado la fase de calentamiento, así
como no realizarla a temperaturas muy elevadas. Un buen
producto debe presentar las siguientes características:

— no debe contener pieles;
— los tomates deben presentarse enteros y ser de tamaño
   parecido;
— ausencia de moho;
— peso neto escurrido no inferior al 70% del peso.

TOMATE CONCENTRADO

Es el resultado de la concentración del zumo obtenido como
consecuencia de cribar la pulpa del tomate fresco.
   Según el grado de concentración se obtienen distintos
productos:

— tomate concentrado: residuo seco de, como mínimo, un
   16-20%;
— tomate doble concentrado: residuo seco de, como
   mínimo, un 28%;
— tomate triple concentrado: residuo seco de, como
   mínimo, un 36%.

Combinaciones	
Aconsejadas	*Desaconsejadas*
agrios, manzanas, peras, melocotones, ciruelas, kiwis, fresas	cereales y derivados, leche, patatas, legumbres, aceite, mantequilla, despojos, huevos, carnes, pescados y quesos grasos, espárragos, zanahorias, pimientos

TORTELLINI

Están desaconsejados en los casos de: digestión lenta, uricemia, gota, hipercolesterolemia.

Es una pasta alimenticia al huevo rellena de carne de cerdo, de ternera, de pollo, mortadela, jamón, parmesano y nuez moscada, que se presenta como un pequeño círculo.

Se trata de una especialidad originaria de Bolonia, caracterizada por su elevado poder calórico: una porción de unos 80 gramos suministra, aproximadamente, 300 calorías procedentes sobre todo de la pasta. A éstas hay que añadir también las resultantes del resto de los ingredientes. Un plato de tortellini, al proporcionar una relevante cantidad de proteínas de elevado valor biológico y de lípidos, podría considerarse un excelente plato único que, acompañado por algo de verdura, cubriría satisfactoriamente las necesidades nutritivas de nuestro organismo.

TRIGO SARRACENO

Calorías 321	Colesterol 0
Prótidos 11,5 *Lípidos* 2,6 *Glúcidos* 67	

Es un cereal cultivado en zonas de clima frío.

De la molienda de los granos se obtiene una harina utilizada junto con la de trigo para la fabricación de pan y hogazas.

Combinaciones	
Aconsejadas	*Desaconsejadas*
cereales y derivados, leche, patatas, legumbres	fruta, leche, carnes, quesos y pescados no grasos

TRIGO

Es un cereal de la familia de las gramináceas (género *Triticum*), conocido por el hombre desde tiempos inmemoriales. En nuestros días continúa siendo el cereal más extendido y uno de los componentes básicos de la alimentación humana.

El pan, el pan tostado, la pasta, los grisines, las galletas, etcétera, representan la principal fuente de glúcidos y proteínas en la dieta del europeo medio.

Las numerosas especies cultivadas pueden agruparse en dos familias: la del trigo tierno (excelentes para las harinas destinadas a la panificación), y la del trigo duro (destinado a la fabricación de pastas alimenticias).

De él se aprovecha la cariópside, llamada corrientemente grano. A su recubrimiento, constituido esencialmente por celulosa, se le denomina salvado. La parte interna de la cariópside, llamada endospermo, es la de mayor interés alimentario, pues contiene una capa interior rica en almidón, y otra más exterior con un alto porcentaje de proteínas, vitaminas y sales minerales.

La composición química de la cariópside, referida a 100 g de parte comestible, es la siguiente:

Trigo tierno

Calorías	359	Colesterol	0
Prótidos 12,3	*Lípidos* 2,6	*Glúcidos* 71,5	

Trigo duro

Calorías	361	Colesterol	0
Prótidos 13	*Lípidos* 2,9	*Glúcidos* 70,8	

En ambos casos el elemento principal es el almidón. Las proteínas, aunque se encuentran en cantidades relevantes, no son de alto valor biológico, pues son pobres en aminoácidos esenciales, sobre todo en lisina. Su combinación con las legumbres, abundantes en lisina, permite la creación de platos con un contenido en proteínas de notable valor biológico. Platos tradicionales y económicos como la pasta con garbanzos y la pasta con alubias son ejemplos de recetas sabias que funcionan desde hace muchos años.

El trigo, además, posee un discreto porcentaje de vitaminas del grupo B. Al respecto, hay que decir que la excesiva refinación de las harinas de trigo conlleva cierto empobrecimiento de minerales (especialmente hierro), proteínas y vitaminas.

TRIPAS

Calorías	80	Colesterol	0
Prótidos 16	*Lípidos* 1,2	*Glúcidos* 1,3	

Contraindicada en los casos de: hiperlipemia, hipercolesterolemia, hipertensión.

Su consumo debe ser siempre moderado.

Este nombre se refiere a la capa adiposa del vientre del cerdo.

Existen diversos tipos de tripas: la recubierta por la piel, la que se dispone en forma de rollo con carne añadida, y la ahumada, resultado de haber ahumado la tripa.

Es un alimento hipercalórico, de difícil digestión.

Combinaciones	
Aconsejadas	*Desaconsejadas*
hortalizas	agrios, manzanas, peras, melocotones, fresas, kiwis, leche

TRUCHA

Contraindicada en los casos de: uricemia, gota.

La trucha es un pez propio de ríos y lagos perteneciente a la familia de los salmónidos. Como el salmón, al que se asemeja notablemente, prefiere las aguas límpidas y frías.

Existen numerosas especies: *Salmo vario* o trucha de río, *Salmo lacustris* o trucha de lago, *Salmo carpio* o trucha-carpa y *Salmo iridens* o trucha arco iris.

En el mercado se venden, sobre todo, truchas de vivero, cuyo representante más característico es la trucha arco iris, ya que se desarrolla con rapidez y no precisa criarse exclusivamente en aguas a bajas temperaturas.

La carne de trucha es tierna, con un contenido modesto en lípidos y fácilmente digerible. Su contenido calórico es moderado, y hecha al vapor o a la parrilla constituye un alimento excelente para las dietas hipocalóricas.

Hay que tener en cuenta que la carne debe estar bien cocida, pues de lo contrario nos arriesgamos a introducir en nuestro organismo el botriocéfalo, un cestodo parecido a la tenia.

La trucha asalmonada es una trucha de vivero alimentada con pequeños crustáceos rojos.

Combinaciones	
Aconsejadas	*Desaconsejadas*
pescados no grasos, endibias, berenjenas, calabacines, lechuga, judías tiernas, piña, manzanas, peras, fresas, melocotones, kiwis, plátanos	cereales y derivados, leche, patatas, legumbres

TRUFA

Calorías	30	Colesterol	0
Prótidos 6	*Lípidos* 0,5	*Glúcidos* 0,7	

Contraindicada en los casos de: uricemia, gota.

Las trufas son hongos ascomicetos que se desarrollan bajo tierra y que viven en simbiosis con plantas arbóreas superiores (álamos y encinas): los árboles suministran a la trufa las substancias nutritivas que elaboran con la fotosíntesis, mientras que la trufa, mediante sus delgados filamentos, permite que las raíces penetren mejor en el terreno.

La trufa madura desprende un aroma intenso y grato, y su sabor, muy característico, es muy apreciado en gastronomía. Se destina a la aromatización de arroces, *pâtés*, ensaladas, platos de carne y también a la preparación de la *bagna cauda*, una especialidad piamontesa.

Consumida en pequeñas cantidades, apenas posee valor nutritivo. Así pues, el elevado coste de este alimento está relacionado con lo limitado de las áreas donde crece, y con la dificultad que implica su búsqueda, que requiere la ayuda de animales adiestrados, de olfato sensible, como cerdos o perros.

Las especies comestibles más conocidas son la trufa negra, *Tuber melanosporum* y la trufa blanca de Alba, *Tuber magnatum*.

TRUFA BLANCA

Tiene el aspecto de una patata pequeña, de color amarillo yeso y forma irregular.

La temporada de la trufa blanca comienza con la fiesta de la trufa que se celebra en Alba en el mes de octubre.

Su perfume es tan intenso que se transmite a todo lo que encuentra a su alrededor. Por este motivo, cuando procedamos a comprar trufas, es necesario asegurarnos de que éstas desprenden un aroma propio que no deriva de las trufas blancas que se encuentran en las proximidades.

Se corta en láminas finísimas con un aparato especial, y se añade directamente al plato que se desea aromatizar.

La trufa blanca, caracterizada más por su perfume que por su sabor, se consume preferentemente fresca. No obstante, puede encontrarse también en aceite o seca, así como enlatada, en cuyo caso puede perder parte de su perfume.

TRUFA NEGRA

La capital de la trufa negra es Périgueux, una pequeña ciudad francesa.

Granulosa y de color negro, resulta más fácil de encontrar que la trufa blanca. Sólo en Francia ya se recogen millones de quilos.

Su temporada va de noviembre a marzo. En Italia, principalmente en Umbria, se encuentra una variedad que, aun siendo de sabor muy agradable, posee un aroma menos delicado.

La trufa negra se consume, sobre todo, guisada, y su empleo más famoso es la preparación de *pâté*.

También la trufa negra se comercializa enlatada, sin embargo, la calidad de este producto es inferior a la del alimento fresco.

TUPINAMBO

Calorías	84	Colesterol	0
Prótidos 1	*Lípidos* 0	*Glúcidos* 20	

Este tubérculo, *Helianthus tuberosus*, llamado también aguaturma y pataca, es originario de América, y está caracterizado por su contenido en insulina como principal constituyente de los glúcidos.

Dado que los diabéticos toleran y metabolizan satisfactoriamente dicho glúcido, el tupinambo se destina a la preparación de algunos productos dietéticos.

Combinaciones	
Aconsejadas	*Desaconsejadas*
cereales y derivados, hortalizas	fruta, mermeladas, quesos, carnes y pescados no grasos, leche

TURRÓN

Calorías	479	Colesterol	0
Prótidos 10,8	*Lípidos* 26,8	*Glúcidos* 52	

Contraindicado en los casos de: diabetes, digestión lenta.

Es un producto de antiquísimo origen. De hecho, los romanos ya tuvieron la oportunidad de disfrutar de él.

Los ingredientes básicos son el azúcar, la miel y la clara de huevo, a los que se puede añadir almendras, avellanas y chocolate.

Además de ser un alimento muy calórico y rico en grasas, es uno de los productos con mayores posibilidades de provocar caries.

Combinaciones	
Aconsejadas	*Desaconsejadas*
mermeladas	agrios, manzanas, peras, melocotones, ciruelas, kiwis, fresas, cereales y carnes, derivados, legumbres, pescados y quesos grasos

U

UVA

Calorías	61	Colesterol	0
Prótidos 0,5	*Lípidos* 0,1	*Glúcidos* 15,6	

Pasa

Calorías	301	Colesterol	0
Prótidos 1,9	*Lípidos* 0,6	*Glúcidos* 72	

Es el fruto de la vid, *Vitis vinifera*, cultivada originariamente en Asia, desde donde se extendió por toda la región mediterránea.

La infrutescencia de la vid consiste en bayas que forman un racimo.

Las bayas están recubiertas por una piel transparente, amarilla, negra o rojiza, que encierra una pulpa azucarada y ácida en cuyo interior se encuentran las semillas, pepitas de las que se extrae un aceite destinado a la alimentación.

La mayor parte de la producción de uva se destina a la fabricación del vino. Sólo una pequeña porción se cultiva expresamente para ser consumida como fruta.

La uva se caracteriza por un importante contenido en glúcidos, principalmente en glucosa, fructosa y mannitolo, que le confieren cierto poder energético. Mientras que en la uva verde reina la glucosa, en la extremadamente madura predomina la fructosa, y en la madura se encuentran en cantidades iguales. La uva, por otra parte, es rica en potasio, responsable de sus propiedades diuréticas, y pobre en hierro y vitamina C.

La piel y las semillas pueden estimular el tránsito intestinal.

La pasa es fruto de la evaporación al sol de gran parte del agua contenida en la uva. El producto resultante posee un elevado porcentaje de glúcidos, un sabor extraordinariamente dulce y un gran poder calórico: 100 g de pasas suministran unas 300 calorías.

Combinaciones	
Aconsejadas	*Desaconsejadas*
carnes, quesos y pescados no grasos, manzanas, peras, melocotones, fresas, kiwis, ciruelas, plátanos	cereales y derivados, patatas, leche, legumbres, carnes, pescados y quesos grasos, huevos, espárragos, espinacas, pimientos

V

VAINILLA

Este nombre indica la vaina de una orquídea originaria de América tropical e introducida en Europa por los españoles. Las vainas de esta planta se recogen cuando todavía están verdes y, tras determinadas operaciones, dan lugar a un perfume muy intenso gracias a la formación de vainillina, un aldehído aromático.

Se destina principalmente a la elaboración de pasteles y a la preparación de diversos licores.

VERMUT

Se trata de una variedad de vino aromatizado cuyo lugar de origen es Turín.

Es el resultado de la adición de azúcar, alcohol, hierbas, plantas y semillas diversas al vino original. Los aromatizantes más utilizados son los siguientes: ajenjo, anís, clavo, naranja amarga, quina y canela.

El producto resultante, al que se puede conferir un color caramelo, se deja envejecer durante seis meses como mínimo.

Este tipo de vinos se venden en botellas precintadas.

VINAGRE

Calorías	4	Colesterol	0
Prótidos 0,4	*Lípidos* 0	*Glúcidos* 0,6	

Contraindicado en los casos de: gastritis hiperclorhídrica, úlcera gastroduodenal.

Se trata de un producto muy utilizado en la cocina por sus excelentes características como condimento y conservante (por ejemplo de hortalizas).

La acidez y el aroma de este alimento se deben al ácido acético y a algunas substancias aromatizantes presentes en el vino de origen. El ácido acético se forma durante las operaciones de producción del vinagre a la que es sometido el alcohol por parte de determinadas bacterias. Para la preparación del vinagre, el vino se pone en contacto con el aire con el fin de permitir el desarrollo de una flora bacteriana oxidante. Las bacterias, al proliferar, transforman el alcohol en ácido acético, y como consecuencia de dicha reacción química se desarrolla también una notable cantidad de calor que tiende a evaporar los aromas volátiles

Mientras que los métodos más veloces dan lugar a productos de menor calidad, los que duran más tiempo proporcionan vinagres muy apreciados. Un método tradicional consiste en llenar barriles de encina agujereados en su parte superior sólo hasta la mitad. Así, en la superficie del vino se forma una película de bacterias y el alcohol tiende a subir a la superficie, mientras que el ácido acético que se va formando se dirige lentamente hacia el fondo. Una vez a la semana, se saca el vinagre que ya está listo por debajo y se añade vino nuevo desde arriba.

Los vinos ligeros, rosados o blancos, son los más apropiados para su transformación en vinagre. En el producto final el ácido acético debe encontrarse en un porcentaje inferior al 6%.

Si bien actúa como estimulante de los procesos digestivos, su valor nutritivo es irrelevante.

VINO

El vino es, posiblemente, la bebida alcohólica más antigua y rica en tradiciones. Citado por la Biblia y muy popular en el mundo griego, era una bebida común entre los etruscos y los romanos. Se trataba de un vino muy distinto al de hoy, pues a menudo se aromatizaba con especias y resinas, o se endulzaba con miel, y se consumía generalmente tras haber sido diluido en agua.

CICLO DE LA VINIFICACIÓN

Siendo una bebida que por definición se obtiene del zumo de la uva, la primera operación consiste en el prensado y la separación de las pepitas de la pulpa de ésta para obtener el mosto.

Este líquido azucarado, sin la piel si se quiere conseguir un vino blanco, es sometido a una primera fermentación, al final de la cual se separan las heces y el vino es trasvasado a cubas o a recipientes provistos de válvulas hidráulicas que lo mantienen protegido del aire.

Aquí se produce una segunda fermentación más lenta. Cuando ésta termina, a principios de invierno, el vino, desprovisto de otras heces, se trasvasa. El vino nuevo resultante, tras eventuales reducciones o correcciones, bien se destina directamente a la estabilización y a la distribución, bien es sometido a un envejecimiento.

TIPOS DE VINO

Pueden agruparse en tres grandes categorías:

— vinos de corte: se trata de vinos destinados a la corrección de otros vinos pobres en alcohol o en extracto;
— vinos de mesa: pueden ser más o menos apreciados. En el primer caso se admiten las indicaciones d.o.c. (denominación de origen controlada) y d.o.c.g. (denominación de origen controlada y garantizada);

— vinos especiales: son el resultado de técnicas particulares y se consumen preferentemente como aperitivos o vinos de postre. Son los siguientes:
— vinos licorosos (malvasía, *lacrima Christi*, vino santo, etc.);
— vinos dulces (oporto, madeira, marsala);
— vinos aromatizados (vermut);
— vinos espumosos (champagne, cava, etc.).

GRADUACIÓN

El alcohol etílico, el producto más importante de la fermentación, es un líquido incoloro muy volátil y de notable propiedad deshidratante que dota a todas las bebidas alcohólicas de su característico sabor «caliente». Su presencia en los distinos vinos es indicada mediante los grados alcohólicos, que expresan su porcentaje en volumen, es decir, si un litro de vino posee una graduación de 10°, significa que contiene 100 ml de alcohol.

Por otro lado, dado que un gramo de alcohol, que posee una densidad de 0,79 g/ml, suministra unas 7 calorías y considerando que en el vino existen otras substancias también dotadas de cierto poder calórico (azúcares y aminoácidos, glicerina), podemos llegar a la conclusión, más o menos aproximada, de que cada ml de alcohol supone, aproximadamente, 6 calorías.

Porcentaje de alcohol en el vino y calorías que proporciona

Cantidad	Alcohol%	Calorías
1 litro de vino tinto	12	720
1 litro de vino blanco	10	600
1 litro de vino espumoso	13	780
1 vaso lleno de vino de mesa	10	108

En conclusión, todas las dietas adelgazantes deberían limitar el consumo de vino, a la vez que las bebidas superalcohólicas tendrían que ser suprimidas de cualquier tipo de dieta. Éstas, de hecho, además de poseer un elevado poder calórico, implican la superación del límite tolerable de consumo de alcohol, dejando éste de ejercer una acción beneficiosa para nuestro organismo, y ocasionando daños al sistema nervioso central, al hígado, al estómago, al corazón y a los músculos.

VALOR NUTRITIVO

El vino es una solución acuosa muy compleja, al contener más de 300 tipos de compuestos químicos: alcohol (el principal es el alcohol etílico), azúcares, ácidos orgánicos, aldehídos, ésteres, sales minerales, vitaminas, proteínas y anhídrido carbónico. Éste, además de aportar un determinado número de calorías, estimula el apetito y ejerce cierta acción digestiva al aumentar la secreción gástrica. El consumo moderado de vino parece reducir el porcentaje de colesterol y de triglicéridos en la sangre.

A título orientativo, no se debería superar la dosis diaria de unos 650-700 ml (cuatro vasos) de vino de 10°. Las mujeres, de peso, generalmente menor, no tendrían que superar el medio litro al día. Dichas cantidades deben distribuirse entre las dos comidas principales. Por otro lado, las personas que siguen regímenes adelgazantes han de reducir más, si cabe, el consumo de vino, ya que los efectos tóxicos del alcohol en el hígado resultan más dañinos. Obviamente, si además de vino se consumen otras bebidas alcohólicas, tales dosis deben rebajarse.

El consumo de vino **está desaconsejado en los casos de: descompensación cardíaca, gastroduodenitis y úlcera, así como en las enfermedades hepáticas, cistitis e hipertrofia prostática.** Por otra parte, todo aquel que deba permanecer durante largo tiempo a temperaturas muy bajas tiene que ser cauto en el consumo de vino y, especialmente, de bebidas superalcohólicas, pues el alcohol, al ser un vasodilatador, ocasiona una pérdida de calor notable, y, en consecuencia, un enfriamiento corporal.

VINO ESPUMOSO

Contraindicado en los casos de: gastritis, gastroduodenitis.

El vino espumoso es en general un vino blanco que, al abrirse la botella, da lugar al anhídrido carbónico responsable de las características burbujas.

Mientras que en el caso de productos naturales la formación de anhídrido carbónico es el resultado de un proceso de fermentación, en los industriales aquél es añadido directamente, en cuyo caso la etiqueta debe dar cuenta de ello.

En el método *champenoise*, empleado tradicionalmente para la preparación del champagne, se da una refermentación en la botella ocasionada por la adición de levaduras seleccionadas y un jarabe de glucosa al vino.

Cuando la fermentación ha terminado, las botellas se enfrían y destapan con el fin de desechar el tapón, sobre el que se han ido depositando las levaduras.

A continuación, se añade un jarabe aromático al vino (pero no al champagne tipo brut), y se tapa inmediatamente.

Al tratarse de un método que requiere el empleo de una nutrida mano de obra y un esmero especial en su realización, estos vinos resultan francamente caros.

El método *Charmat*, parecido al anterior, se diferencia de éste por la fermentación, que se realiza en grandes recipientes a presión, en lugar de hacerlo en botellas. El vino es trasvasado a continuación sin que se produzcan pérdidas de presión, filtrado y finalmente embotellado. Se trata de un procedimiento actualmente muy extendido que da como resultado vinos espumosos de excelente calidad.

Los vinos espumosos obtenidos mediante la refermentación presentan un «perlage» muy duradero, con burbujas minúsculas. En cambio en el caso de los artificiales, las burbujas aparecen y desaparecen en un abrir y cerrar de ojos.

El valor calórico de este producto depende de su graduación. A título orientativo, un vino espumoso seco suministra unas 90 calorías por cada 10 gramos, y uno dulce aproximadamente 110.

VODKA

Este aguardiente es el resultado de la destilación del mosto fermentado obtenido del almidón sacarificado de las patatas, del trigo y de otros cereales.

Existen diversos tipos de vodka, y su lugar de producción es, además de Rusia, Polonia, Dinamarca, Suecia y Noruega.

La graduación del destilado final se sitúa entre los 40 y los 50°. Por otra parte, un litro de este aguardiente proporciona, aproximadamente, 2.800 calorías.

W

WAFER

Es un tipo de galleta constituida por dos barquillos rellenos de crema o chocolate.

Véase: galleta.

WHISKY

Esta denominación deriva de la palabra galesa *usquebaugh*, que significa aguardiente. De hecho, el whisky es el resultado de la destilación del mosto fermentado de cereales.

La producción del whisky comienza con la preparación de la malta: la cebada o los otros cereales utilizados (trigo, maíz o centeno), se sumergen en agua durante algunos días, los necesarios para el desarrollo de la amilasis, una enzima que posteriormente transformará el almidón en azúcares fermentables.

Apenas la germinación se ha producido, los cereales germinados, a los que se priva de los brotes, se secan. A continuación son molidos y disueltos en agua caliente, donde termina la transformación del almidón en glucosa.

El mosto resultante se decanta, y se introduce en él un cultivo de levaduras, dando como resultado una fermentación que dura 2 o 3 días.

La operación siguiente consiste en la destilación. La graduación del destilado, elevada, se reduce mediante la adición de agua.

El envejecimiento, que puede llegar a durar muchos años, es fundamental para la formación del color y del aroma de este aguardiente. Originario de Escocia e Irlanda, hoy en día el whisky es una de las bebidas alcohólicas destiladas más común en todos los países.

El consumidor puede escoger varios tipos de whisky, que se distinguen por su lugar de origen y por los cereales utilizados:

— escocés: fabricado con mezclas de cebada, centeno y maíz. Su peculiar sabor ahumado se debe a la costumbre de secar y ahumar la malta con fuego de turba. El que se fabrica sólo con malta es el *malt-whisky*;

— irlandés: con más cuerpo, color y olor;

— canadiense: fabricado con cebada y centeno, menos denso y de aroma sutil;

— americano: incluye el *bourbon*, obtenido del centeno, el trigo y el maíz, así como el *grain neutral*, fabricado con maíz, de una graduación muy elevada.

La graduación de todos ellos se sitúa entre los 40 y los 45°. Por otra parte, las calorías que suministra un litro de whisky son, aproximadamente, 2.800.

WORCESTER

El nombre de esta salsa es el de su lugar de producción, una ciudad inglesa donde se elaboró partiendo de las indicaciones contenidas en una receta india.

Los ingredientes básicos son numerosísimos: vinagre, soja, melaza, líquido de boquerones salados, jengibre, ajo y muchas otras especias. El producto resultante se deja reposar en barriles de encina durante mucho tiempo.

Esta salsa, fluida y picante, es muy utilizada para aromatizar el zumo de tomate.

Y

YOGUR

Yogur entero

Calorías	63	Colesterol	7
Prótidos 3,5	*Lípidos* 3,9	*Glúcidos* 3,6	

Yogur desnatado

Calorías	36	Colesterol	1
Prótidos 3,3	*Lípidos* 0,9	*Glúcidos* 4	

Yogur con fruta

Calorías	89	Colesterol	7
Prótidos 2,8	*Lípidos* 3,3	*Glúcidos* 12,6	

Sin lugar a dudas, se puede afirmar que el hombre conoce el yogur desde que conoce la leche, pues este producto es el resultado de la acidificación espontánea de la leche tras ser sometida al calor durante un día.

La técnica moderna utiliza bacterias seleccionadas que ocasionan una fermentación ácida de la leche, sin la formación de sabores desagradables o substancias nocivas para la salud.

Para la producción del yogur se utiliza leche pasteurizada, entera o descremada, a la que se inoculan cultivos seleccionados de *Lactobacillus termophilus* y *bulgaricus*. La fermentación dura entre 6 y 23 horas. Cuando se llega a alcanzar la acidez y las características organolépticas deseadas, el coagulo es ligeramente homogeneizado y dispuesto en envases estériles.

La fermentación a cargo de las bacterias inoculadas ocasiona una serie de transformaciones en las proteínas y la lactosa. Ésta es hidrolizada en glucosa y galactosa, que se transforman parcialmente en ácido láctico. Esto explica por qué muchas personas que sufren de intolerancia a la leche pueden consumir tranquilamente yogur.

La acidificación producida por la fermentación, además, crea un ambiente más favorable para la asimilación del calcio, del fósforo y del magnesio.

Por otra parte, las proteínas también son parcialmente hidrolizadas y convertidas en copos, resultando de fácil digestión. En cambio los lípidos no sufren ninguna alteración.

Concluyendo, diremos que el yogur es un alimento que une a las cualidades nutritivas de la leche (su composición en principios nutritivos), las del queso (proteínas de digestión más fácil que la de las presentes en un principio en la leche). Además, frente a ambos alimentos es más abundante en vitaminas del grupo B, producidas por las bacterias añadidas que, por otra parte, resultan muy útiles al impedir el desarrollo en nuestro intestino de las bacterias de la putrefacción, y al ejercer así una eficaz función desintoxicante.

Todas estas virtudes hacen del yogur un alimento de elevado valor nutritivo, apropiado para todas las edades, en el desayuno, entre horas o como postre, aparte de que resulta particularmente beneficioso tras una curación a base de antibióticos.

Parece también que su microflora actúa en detrimento de los agentes bactéricos y víricos de las formas disentéricas.

Con el fin de no arriesgarnos a perder la vitalidad de las bacterias del yogur, es preciso conservarlo en el frigorífico a una temperatura de 4 °C. Por otra parte, es importante fijarnos en la fecha de caducidad cuando procedamos a su adquisición.

No debemos confundir ciertos productos de aspecto similar al del yogur con éste. En realidad se trata de postres varios en los que la flora bacteriana original ha perdido su vitalidad, al haber sido sometidos a tratamientos de conservación mediante calor.

Combinaciones	
Aconsejadas	*Desaconsejadas*
quesos no grasos, apio, calabacines, berenjenas, lechuga, manzanas, peras, melocotones, ciruelas, piña albaricoques, plátanos	cereales y derivados, patatas, leche, legumbres

Z

ZANAHORIA

Calorías	37	Colesterol	0
Prótidos 1	*Lípidos* 0,2	*Glúcidos* 7,8	

Esta hortaliza, *Daucus carota*, perteneciente a la familia de las umbelíferas, posee una característica raíz fusiforme de color naranja.

La mejor zanahoria es la que madura en verano, pues al estar desprovistas de un eje leñoso interior, resultan particularmente tiernas y aptas para ser consumidas crudas.

La peculiaridad principal de la zanahoria es su elevadísimo contenido en beta-caroteno, el precursor de la vitamina A. Entre los alimentos ricos en esta vitamina, sólo el hígado la supera.

Al ser la vitamina A fundamental para el crecimiento, la formación de los dientes, la resistencia a las infecciones y la vista, la zanahoria resulta un alimento muy valioso para todas las edades. Por otra parte, interviene como ingrediente básico en menestras y estofados.

Combinaciones	
Aconsejadas	*Desaconsejadas*
hortalizas, cereales y derivados, patatas, despojos, legumbres, pescados, aceite, carnes y quesos no grasos, mantequilla	fruta, mermeladas, leche

GLOSARIO

Ácido graso: los ácidos grasos son los principales componentes de varios tipos de lípidos, como los triglicéridos, los fosfolípidos y los glicolípidos. Se dividen en dos grandes grupos: saturados e insaturados, según la presencia de dobles eslabones entre los átomos de carbono que constituyen el esqueleto de su molécula.

Los primeros poseen un punto de fusión más elevado y se encuentran sobre todo en los alimentos de origen animal.

Se ha llegado a la conclusión de que los ácidos grasos insaturados ejercen una función positiva en la regulación del porcentaje de colesterol y triglicéridos en la sangre, que tiende a aumentar precisamente por la acción de los ácidos grasos saturados.

Además, numerosas pruebas de laboratorio han puesto de manifiesto que algunos ácidos grasos insaturados son indispensables para el normal funcionamiento de nuestro organismo, y al no poder éste sintetizarlos, se ha convenido en llamarlos ácidos grasos esenciales.

En consecuencia, la dieta no puede estar formada únicamente por glúcidos y proteínas, sino que debe asegurar un suministro diario equilibrado de ácidos grasos, bien saturados, bien insaturados, contenidos en los lípidos.

Los ácidos grasos insaturados se encuentran en los aceites de semillas (ácido linoleico y linolénico) y también en los tejidos vegetales (ácido araquidónico).

Ácido orgánico: los ácidos orgánicos son substancias muy representadas en los alimentos: la mayoría de ellos deriva de la oxidación de los azúcares. Los más comunes son: ácido tártrico (componente de la fruta, en especial de la uva), ácido málico (presente en muchas frutas, y en el mosto de uva y de manzana), el ácido succínico (producido también por la acción de levaduras alcohólicas), el ácido cítrico (abundante en los agrios), el ácido acético (fruto de la oxidación del alcohol etílico) y el ácido láctico (extendido en los tejidos animales y vegetales y producido también por fermentos lácticos). En los vegetales la cantidad de ácidos orgánicos es especialmente abundante en el período de crecimiento, mientras disminuye en lo sucesivo. Esto explica el sabor ácido de los frutos todavía verdes, del que carecen los maduros, pues en éstos la formación de los ácidos se produce más lentamente que su consumo. La acidez de un alimento es importante para su conservación, dado que las enzimas y microorganismos pueden vivir y desarrollarse sólo en determinadas condiciones de acidez. El uso de ácido acético como conservante se basa precisamente en este hecho.

Alimento: los organismos animales y vegetales, sus tejidos y las partes de ellos utilizados con fines nutritivos constituyen los alimentos naturales, aun habiendo sido sometidos a manipulaciones industriales. Están compuestos por substancias cuyo objetivo es dotar a nuestro organismo de energía, de material para construir nuevos tejidos o reparar los dañados ya existentes, y de elementos reguladores de las distintas funciones celulares.

Aminoácido: los aminoácidos constituyen la armazón de las proteínas. En realidad existen sólo una veintena de ellos, que pueden combinarse entre sí en varios modos, a guisa de las letras del alfabeto, y dar lugar a millares de combinaciones y, en consecuencia, a millares de proteínas. Éstas se diferencian entre sí por el número y la naturaleza de los aminoácidos que las componen, y por la secuencia en que están dispuestos.

En química, los aminoácidos forman parte de las substancias orgánicas llamadas cuaternarias, denominadas así porque están constituidas por carbono, oxígeno, hidrógeno y nitrógeno. Algunos contienen también azufre.

En nutrición, aunque todos los aminoácidos son químicamente semejantes, no poseen el mismo valor. Existen algunos que nuestro organismo no es capaz de sintetizar partiendo de otros aminoácidos, por lo que los debe encontrar ya preparados en los alimentos. Los aminoácidos esenciales están representados en mayor cantidad y en proporciones mejores para su utilización sobre todo en las proteínas contenidas en los alimentos de origen animal. Debido a esto, las proteínas animales se llaman también proteínas nobles o proteínas de elevado valor biológico.

En cambio, las proteínas vegetales, al carecer de uno o más aminoácidos esenciales, poseen un valor nutritivo inferior.

Un ejemplo de proteína de bajo valor nutritivo es la ceína del maíz, que carece de lisina y de triptófano, dos de los ocho aminoácidos esenciales para el crecimiento y el mantenimiento.

Las proteínas de las legumbres, aun poseyendo un valor nutritivo superior, continúan siendo incompletas, pues contienen escasas cantidades de los aminoácidos solforati metionina y cisteína. A pesar de ello, es posible conseguir comidas suficientemente equilibradas en aminoácidos esenciales si combinamos distintas fuentes de proteínas vege- tales.

El mejor equilibrio de aminoácidos esenciales se encuentra en las proteínas del huevo entero, que precisamente se toman como referencia para la determinación del valor nutritivo del resto de proteínas alimentarias.

Asimilación: este nombre se refiere a los procesos mediante los que los alimentos se escinden en sus principios nutritivos, absorbidos a nivel intestinal y transformados en los distintos componentes de la materia viva.

Bacterias: las bacterias son organismos vegetales unicelulares desprovistos de clorofila. Existen bacterias que se desarrollan sólo en presencia de oxígeno, mientras otras precisan condiciones exclusivamente anaeróbicas. No obstante, la mayor parte de ellas se desarrolla en ambas circunstancias.

Su actividad metabólica es a menudo explotada industrialmente: son de suma importancia las transformaciones de fermentación que desarrollan en los azúcares con producción de ácido láctico (presente en el yogur), ácido acético (presente en el vinagre), etc. La causa de la putrefacción de la carne debe buscarse también en su actividad de destrucción de las moléculas proteicas en aminoácidos, y la degradación de éstos con liberación de ácidos grasos, ácido pirúvico, alcohol y amoníaco. Precisamente, de los aminoácidos procedentes de la hidrólisis de las proteínas se pueden formar substancias considerablemente tóxicas.

Caloría: es la unidad que mide la energía contenida en los alimentos. Una kilocaloría (kcal o, corrientemente caloría), se define como la cantidad de calor necesario para aumentar la temperatura de 1 kg de agua destilada de 14,5 °C a 15,5 °C. El kilojoule, utilizado en el sistema internacional, corresponde a 0,239 kcal: en consecuencia, 1 kcal son 4,9 kJ.

Para calcular las calorías de un alimento, se introduce un fragmento de éste en estado seco, pesado con exactitud, en un aparato llamado bomba calorimétrica, en cuyo interior el alimento se oxida por completo en un ambiente saturado de oxígeno. El calor que se desarrolla durante la combustión provoca el aumento de la temperatura del agua en la que está inmersa la bomba calorimétrica. Un agitador mecánico asegura la distribución uniforme del calor, y un termómetro permite conocer las variaciones de la temperatura.

Sin embargo, en nuestro organismo la cantidad de alimento realmente absorbida es inferior a la cantidad introducida; además, las substancias nitrogenadas (los aminoácidos), no se oxidan por completo, puesto que sus productos de desecho (urea, ácido úrico, creatinina) contienen todavía cierta cantidad de energía química. Teniendo en cuenta dichos factores, las calorías realmente contenidas en los alimentos son:

— 4 calorías por 1 gramo de proteínas;
— 4 calorías por 1 gramo de glúcidos;
— 9 calorías por 1 gramo de lípidos.

La necesidad de calorías diaria depende de:

— la necesidad básica (metabolismo básico): representa la energía necesaria, en condiciones de reposo, para la vida de las células, la respiración, el latido cardíaco y el mantenimiento del tono muscular);
— la necesidad para la termorregulación;
— la necesidad para la actividad física;
— la necesidad durante el embarazo y la lactancia.

Si las calorías que suministramos a nuestro organismo no cubren estas necesidades, se produce una disminución de los tejidos corporales, es decir, un adelgazamiento, y viceversa, una dieta demasiado rica ocasiona una acumulación excesiva de grasas bajo la forma de depósitos de lípidos, que son las substancias energéticas de reserva.

Celulosa: es el principal constituyente estructural de las membranas celulares de las células vegetales. La madera está compuesta por, aproximadamente, el 50% de celulosa, mientras que el algodón es prácticamente celulosa pura.

En química, es un polisacárido formado por la unión de centenares de moléculas de glucosa, como sucede en el almidón. Sin embargo, nuestro organismo, al no disponer de las enzimas necesarias para hidrolizarla en las moléculas constituyentes de glucosa, no puede utilizarla con fines nutritivos. Los rumiantes, como el buey, poseen en el estómago bacterias capaces de producir las células que pueden poner a disposición para su nutrición la glucosa contenida en las grandes moléculas de celulosa. Junto con las hemicelulosas y la pectina, la celulosa constituye la denominada fibra alimentaria.

Cernido: dicho término indica la operación de separar la harina del salvado, o de las fracciones de harina de diverso grado de refinación, realizada mediante el cernedor, una especie de criba.

Colesterol: es una substancia orgánica perteneciente al grupo de los esteroles, que a su vez se incluyen en la familia de los lípidos.

El colesterol abunda en los tejidos animales, mientras que no se encuentra en los vegetales, que contienen otros tipos de esteroles conocidos en conjunto con el nombre de fitoesteroles.

En nuestro organismo se encuentra en todas las células, especialmente en las del tejido nervioso, y en los distintos líquidos orgánicos como la sangre, la linfa de los tejidos, etc.

Al porcentaje de colesterol sanguíneo se le denomina colesterolemia: parece ser que en valores elevados es un factor de riesgo para la aparición de enfermedades cardiovasculares.

Una dieta demasiado calórica, un consumo excesivo de grasas, especialmente saturadas, y la ingestión desmedida de alimentos ricos en colesterol son sin duda factores que pueden provocar un aumento de dicha substancia en la sangre.

Además, el colesterol es el precursor de algunos tipos de esteroides, como los esteroles fecales, los ácidos biliares y las hormonas esteroideas.

En nuestro organismo, los ácidos biliares, esenciales para la digestión de los lípidos, son sintetizados en el hígado, segregados en el intestino delgado y extensamente reabsorbidos durante la absorción de las grasas. La presencia de fibra alimentaria en nuestra dieta disminuye la cantidad de ácidos biliares reabsorbidos, estimulando así una mayor degradación del alcohol a estos componentes.

Destilación: la destilación es el proceso mediante el que se aprovecha la distinta temperatura de ebullición de dos o más substancias para separarlas entre sí. Se emplea, por ejemplo, para separar un líquido de un sólido disuelto en él, o para separar líquidos mezclados entre sí.

En la destilación de mostos fermentados se obtienen líquidos que poseen una concentración alcohólica superior a la del líquido de origen. El alcohol, al ser más volátil, se concentra en los vapores; éstos, recogidos y condensados, forman el destilado.

Los aparatos de la destilación están constituidos esencialmente por un recipiente en el que el líquido se somete a una ebullición, y por un condensador por el que pasan los vapores, que al enfriarse dan lugar al destilado. Ambas partes están conectadas por un conducto cuya forma provoca una parcial condensación de los vapores, con el fin de mejorar la depuración del destilado.

En la destilación de los aguardientes se utilizan tradicionalmente los alambiques, destiladores de capacidad reducida que funcionan con alimentación discontinua.

En cambio, en la producción industrial del alcohol se emplean destiladores que funcionan con alimentación continua. Están formados por una columna cilíndrica, calentada por la base, dividida en su interior en numerosos platos de separación que permiten obtener fases de progresiva depuración y concentración de los vapores. Los vapores, que salen por la parte superior de la columna, pueden ser destilados en lo sucesivo, o enviados directamente al condensador, constituido por una serie de tubos enfriados con agua.

Dieta: dicho nombre indica en general el modo de alimentación. Existen pues, varios tipos de dieta: desde la adelgazante a la que pretende un aumento de peso, desde una dieta apropiada para una determinada enfermedad a otra adaptada a especiales condiciones de vida o de trabajo.

No existe una dieta válida para todos. Debe pensarse según los gustos personales, las características físicas y el tipo de actividad laboral y deportiva desarrollada. Por otro lado, tiene que considerar eventuales problemas de salud.

Digestibilidad: la digestibilidad de un alimento puede hacer referencia a dos fenómenos distintos:

— tiempo de permanencia en el estómago;
— cantidad de alimento absorbida a nivel intestinal.

Debe entenderse en la primera acepción.

Digestión: la digestión consiste en una serie de transformaciones a que se ven sometidos los alimentos, crudos o cocidos, que comienzan en la boca y terminan en el intestino, y que dan como resultado final la escisión de éstos en sus principios alimentarios: aminoácidos, azúcares, ácidos grasos y glicerina.

Enzima: las enzimas son proteínas muy especializadas que actúan como catalizadores de los millares de reacciones químicas que se dan en las células y que sin su intervención bien no se producirían, bien se desarrollarían con gran lentitud.

La digestión de los alimentos, la respiración celular, la creación de nuevo material orgánico son ejemplos de procesos fundamentales para la vida en que las enzimas han funcionado como catalizadores.

Numerosas enzimas precisan asociarse a elementos metálicos como el hierro, potasio, magnesio, sodio, cobre, etc., para ser activos. La toxicidad de algunas substancias se debe a que, de alguna manera, han inutilizado una o más enzimas.

Los venenos nervinos, por ejemplo, impiden el regular funcionamiento del acetilcolinesterasi, un enzima que participa en las funciones del sistema nervioso.

Las enzimas son muy delicadas y sensibles incluso a variaciones pequeñas de temperatura, acidez y concentración salina, factores que pueden ocasionar una disminución o un paro de su actividad.

Espora: numerosas especies bacterianas, así como algunas levaduras, son capaces de dar lugar, en condiciones ambientales difíciles, a formas de resistencia llamadas esporas.

Éstas pueden permanecer durante largo tiempo en estado latente, y germinar cuando las condiciones ambientales son más favorables a su desarrollo.

Esterilización: es un tratamiento térmico que permite la eliminación de todos los microorganismos que pueden alterar la alimentación, los patógenos y las toxinas activas. Las temperaturas a que se llega fluctúan entre los 90 °C y los 130 °C. La duración del tratamiento es variable. En general, puede decirse que el tiempo preciso es menor cuanto más alta es la temperatura utilizada: a 121 °C resulta 100 veces inferior que a 100 °C. El tiempo puede restringirse si las conservas se calientan rápidamente, y con la misma velocidad se enfrían.

Los productos esterilizados se mantienen a temperatura ambiente y pueden conservarse durante mucho tiempo.

Fructosa: es un azúcar simple presente en la miel y en la fruta, especialmente en la uva.

Su poder edulcorante es superior al de la sacarosa (el azúcar común). Si el poder edulcorante de éste equivale a 100, el de la fructosa equivaldrá a 174.

Galactosa: es un azúcar simple que no se encuentra libre en los alimentos. De hecho, se forma gracias a la hidrólisis de la lactosa, el azúcar de la leche. Es un componente de importancia fundamental en las membranas celulares, y en especial en las células nerviosas.

Glúcido o hidrato de carbono: los glúcidos son substancias orgánicas compuestas por carbono, hidrógeno y oxígeno. Se clasifican del siguiente modo:

— monosacáridos o azúcares simples (glucosa, fructosa, galactosa), llamados de este modo porque no pueden ser escindidos por hidrólisis;

— oligosacáridos formados por la unión de no más de 20 monosacáridos: mediante la hidrólisis sueltan los azúcares simples que los constituyen (lactosa, sacarosa);

— oligosacáridos formados por la unión de 20 o más moléculas de monosacáridos (almidón, celulosa, glicógeno).

Los glúcidos son la forma de energía de más rápida y económica utilización por parte de los tejidos. Su valor calórico es de 4 calorías por gramo.

En una dieta equilibrada deberían cubrir aproximadamente el 55-60 % de la necesidad de calorías total diaria. Una dieta carente de glúcidos o pobre en ellos provoca un estado de acidosis e intoxicación metabólica.

Glucosa: es el azúcar más extendido en la naturaleza. Se encuentra en la miel y en la fruta. Es la base de polisacáridos compuestos muy difundidos como la celulosa, el almidón y el glicógeno. Principal alimento de nuestras células, suministra la mayor parte de la energía necesaria para las funciones orgánicas, además de ser el único azúcar presente en la sangre. El aumento del porcentaje de glucosa en la sangre es índice de diabetes.

Hemicelulosa: en química, es un polisacárido formado por la unión de varias moléculas del azúcar simple d-xilosio. Se encuentra en las membranas celulares de las células vegetales. Compone la matriz que encierra y reúne las fibrillas de celulosa.

Se trata de una substancia que no es degradada por la acción de las enzimas segregadas en el aparato digestivo del hombre. En consecuencia, su valor nutritivo es irrelevante. Sin embargo, al ser un componente de la fibra alimentaria, puede influir sobre el tránsito intestinal.

Hidrato de carbono: véase glúcido.

Intoxicación alimentaria: algunas bacterias y hongos producen determinadas substancias, llamadas toxinas, cuya ingestión provoca fenómenos de intoxicación. Los más frecuentes derivan de la ingestión de la toxina botulínica y de la toxina estafilocócica.

La toxina botulínica es fruto del *Clostridrium botulinum*. Se trata de una proteína que, una vez absorbida en el intestino delgado, paraliza la musculatura involuntaria. La única curación consiste en el suministro precoz del antídoto. Los síntomas aparecen a las 12-36 horas de su ingestión y consisten en náuseas, vómitos, debilidad, dolor de cabeza y posiblemente diarrea. A continuación comienzan a producirse trastornos en la visión y parálisis progresiva de la musculatura involuntaria, que se extiende al corazón y a los pulmones, con consecuencias mortales. La prevención consiste en tratar las conservas a altas temperaturas, desechar las latas hinchadas y cocer durante al menos 15 minutos los alimentos sospechosos.

La intoxicación estafilocócica es mucho menos grave. Los síntomas aparecen al cabo de 2-4 horas y consisten en dolor de cabeza, vómito, debilidad, náusea y diarrea. La intoxicación se produce por la ingestión de alimentos contaminados por los stafilococos, que se desarrollan principalmente en las comidas preparadas en restaurantes, bares o máquinas distribuidoras, situaciones todas en que los alimentos se mantienen calientes durante cierto tiempo antes de ser consumidos.

También las huevas de algunos pescados pueden contener toxinas responsables de intoxicaciones alimentarias. Nos referimos sobre todo a la tenca, el lucio y el esturión. En este caso las huevas son tóxicas únicamente si se consumen frescas, pues durante su salazón se elimina cualquier toxicidad.

Recordamos, entre las intoxicaciones causadas por toxinas producidas por moho, la ocasionada por la ingestión de centeno contaminado por la *Claviceps purpurea*, que provoca el ergotismo, una forma convulsiva o gangrenosa con trombosis de los vasos sanguíneos.

Lactosa: es el azúcar de la leche. En química, está formada por galactosa y glucosa, que se liberan de ésta por hidrólisis.

Levadura: las levaduras son organismos unicelulares, de forma ovoidal o alargada. En presencia de aire, oxidan los azúcares y los ácidos orgánicos, en ausencia de él pueden obtener la energía que necesitan de la fermentación de los azúcares en anhídrido carbónico y alcohol. Las principales levaduras responsables de la fermentación de líquidos azucarados pertenecen al grupo de las sacaromicetas, es decir, de las levaduras capaces de formar esporas.

Lípido: los lípidos son substancias orgánicas insolubles en el agua, aunque solubles en solventes orgánicos como el éter o el cloroformo.

Son la fuente más concentrada de energía: suministran 9 calorías o más por gramo.

Pueden clasificarse en dos grupos: lípidos de depósito y lípidos estructurales.

Los primeros están compuestos por ácidos grasos y glicerina unidos entre sí, y se llaman también triglicéridos o grasas neutras. Se acumulan en los tejidos vegetales y animales, y representan una importante reserva de energía, además de asegurar cierta protección térmica (la grasa funciona bien como aislante) y mecánica.

Los lípidos estructurales, representados principalmente por los fosfolípidos y los glicolípidos, se encuentran en las membranas celulares de las plantas y de los animales, en el cerebro y en el tejido nervioso.

Los fosfolípidos liberan gracias a la hidrólisis alcoholes de distinta naturaleza, un ácido graso y una molécula de ácido fosfórico.

Los glicolípidos no contienen fósforo, y a través de la hidrólisis liberan igualmente azúcares simples.

En una dieta equilibrada, los lípidos deberían cubrir aproximadamente el 28-30% de la necesidad de calorías diaria.

Metabolismo: en el cuerpo humano constantemente se producen fenómenos de degradación de substancias complejas en substancias más simples, catabolismo, así como fenómenos que hacen que substancias simples se conviertan en substancias complejas, anabolismo. Los primeros se producen con una liberación de energía, los segundos, en cambio, provo-can una absorción de la misma. Las reacciones químicas que se dan en ambos procesos se llaman metabolismo.

Minerales: el cuerpo humano está compuesto en un 4%, aproximadamente, por sales minerales que contienen yodo, calcio, hierro, potasio, fósforo, azufre, flúor y sodio, además del zinc, cobre, silicio, manganeso, cadmio, molibdeno y cromo presentes en cantidades menores, por lo que se llaman oligoelementos.

Los minerales, además de ser componentes fundamentales de los huesos y los dientes (calcio, fósforo, flúor), desarrollan una serie de funciones de suma importancia: son fundamentales para los regulares procesos electroquímicos que se realizan en el tejido nervioso y en los músculos, activan las enzimas, intervienen en el transporte del oxígeno (el hierro presente en la hemoglobina de la sangre), regulan los procesos digestivos e intervienen en la regulación del equilibrio hídrico del organismo.

Nuestro cuerpo acusaría un suministro insuficiente de minerales. Afortunadamente, una dieta variada evita este problema, aparte de que la necesidad diaria de minerales, aun variando de elemento a elemento, se mide siempre en términos de miligramos. Es cierto, sin embargo, que determinadas situaciones, como la sudoración, diarrea y vómito, pueden precisar integradores salinos.

Moho: los mohos son organismos pluricelulares, es decir, constituidos por numerosas células unidas entre sí formando filamentos llamados ife. A diferencia de las levaduras, los mohos se desarrollan sólo en presencia de aire. Son capaces de oxidar los azúcares y los ácidos orgánicos, de hidrolizar las grasas y destruir las proteínas. Entre las substancias resultantes de su actividad se encuentran también los antibióticos.

Nutrición: dicho término indica la ingestión de comida o bebida con el fin de asegurar el suministro de energía y de substancias necesarias para el desarrollo de las distintas funciones orgánicas, para el crecimiento y para el mantenimiento y reparación de los tejidos.

Organoléptico: además de sus características higiénicas y nutritivas, es importante que un alimento presente peculiaridades capaces de hacerlo apetecible. En la valoración de un producto alimentario intervienen también las características percibidas por nuestros sentidos: color, sabor, consistencia, estructura, viscosidad, etc., que constituyen las llamadas características organolépticas.

Pasteurización: es un tratamiento térmico al que se someten los alimentos, que permite la reducción de la carga micróbica en un 90-97%, eliminando la totalidad de los organismos patógenos. Se llega siempre a temperaturas inferiores a los 100 °C.

Las mejores técnicas de pasteurización garantizan la estabilidad del producto mediante un calentamiento prácticamente instantáneo, de pocos segundos. De esta manera se reducen al máximo los daños al producto.

Los productos pasteurizados no son estériles, por lo que deben conservarse a una temperatura de 4-6 °C, y tienen una duración muy variable.

Pectina: es un polisacárido estructural de las membranas de las células vegetales. Junto con la celulosa, forma una matriz que rodea las fibrillas de la misma. Al igual que aquélla, es irrelevante a nivel nutritivo.

Principio nutritivo: todos los alimentos contienen, en canti-dades variables, substancias capaces de suministrar energía, material para la reparación y la construcción de nuevos tejidos vivos y substancias que actúan como reguladoras de las distintas funciones orgánicas. Todas estas substancias (pro-teínas, lípidos, glúcidos, minerales y vitaminas), son llamadas principios nutritivos o alimentarios.

Proteína: en realidad, existen numerosas proteínas, como por ejemplo la caseína de la leche, la albúmina de la clara del huevo, el colágeno de los huesos, etc. Todas ellas son grandes moléculas formadas por la unión de infinidad de moléculas más pequeñas, los aminoácidos.

Las proteínas, tras el agua, representan el principal componente del cuerpo humano, que las contiene en una cantidad igual al 16% de su peso.

Resultan de suma importancia para las funciones y la estructura de las células.

Partiendo de la función específica que desarrollan, distin-guiremos las clases siguientes:

— proteínas de transporte: mioglobina (transporta el oxígeno a los músculos), hemoglobina (transporta el oxígeno a la sangre);
— proteínas de reserva: caseína (en la leche), albúmina (en los huevos), gliadina (en el grano);
— proteínas de los músculos: actina, miosina;
— proteínas estructurales: colágeno (proteínas de los huesos, tendones y cartílagos), queratina (proteína del cabello y de las uñas);
— hormonas: insulina (regula el metabolismo de la glucosa), hormonas del crecimiento (estimulan el crecimiento de los huesos);
— proteínas protectoras en la sangre: anticuerpos (protegen de las infecciones), trombina (interviene en el mecanismo de la coagulación de la sangre).

Un suministro insuficiente de proteínas resultaría, por lo tanto, muy peligroso, sobre todo en los organismos que se encuentran todavía en fase de crecimiento. En determinadas condiciones se da una demanda mayor de dicho principio nutritivo, por ejemplo durante el embarazo y la lactancia, así como en caso de fracturas, quemaduras y daño al hígado.

En una persona sana las proteínas deberían cubrir aproximadamente el 12-15% de la necesidad de calorías diaria. Una persona de constitución física media de 35 años debería ingerir unos 60-70 gramos de proteínas diarias. Dado que en nutrición las proteínas animales son las más estimadas, es necesario que la mitad o al menos un tercio de ellas procedan de alimentos de origen animal.

Sin embargo, una dieta demasiado rica en proteínas también puede ser perjudicial, pues el excedente se metaboliza y se convierte principalmente en grasa de depósito, lo que conlleva un esfuerzo adicional por parte de hígado y riñón.

Toxina: las toxinas son substancias de diversa naturaleza (proteínas, alcaloides, etc.) que ingeridas provocan síndromes de mayor o menor gravedad conocidos con el nombre de **intoxicaciones alimentarias (véase)**.

Vitaminas: las vitaminas son substancias indispensables para el regular funcionamiento de nuestro organimso, contenidas en cantidades extremadamente bajas en la mayoría de los alimentos naturales. No aportan ninguna energía al organismo, que precisa de ellas no más que unos pocos miligramos. La necesidad diaria de vitaminas está relacionada además de con el tipo de vitamina, con otros factores.

Se dividen en dos grandes grupos: vitaminas liposolubles (A, D, E, K) y vitaminas hidrosolubles (C, B_1, B_2, B_6, B_{12}, colina, H, H_1, PP, ácido fólico, carnitina, ácido pantoténico).

Las primeras, a diferencia de las segundas, pueden ser almacenadas en abundancia en nuestro organismo e incluso llegar a provocar intoxicaciones. Las hidrosolubles se eliminan con mayor facilidad y por lo tanto una carencia de ellas se percibe con más claridad.

La carencia de una vitamina ocasiona siempre desequilibrios y un cuadro clínico que, en los casos menos graves, puede no ponerse de manifiesto.

En los países del Tercer Mundo se dan graves carencias vitamínicas. En los pueblos más ricos, en cambio, la dieta variada evita las manifestaciones más graves, si bien pueden existir faltas debidas al consumo de alimentos en conserva.

La actividad física particularmente intensa, la sudoración abundante, el crecimiento, las enfermedades infecciosas, el embarazo y la lactancia son otras causas indirectas de estados de carencias vitamínicas, pues aumentan la necesidad diaria, que puede no ser cubierta por una dieta normal de manera satisfactoria. Por otra parte, tras una curación a base de antibióticos, pueden presentarse carencias vitamínicas, sobre todo de vitaminas del grupo B.

Índice de contraindicaciones

(referencia a los alimentos tratados en el texto y desaconsejados según el tipo de trastorno)

arterioesclerosis	atún, cerebro, chocolate, diabetes, embutido, hígado, lacón, langosta, lengua, molleja, mortadela, requesón salchicha de Francfort, sebo, tocinería, tocino
cálculos en las vías urinarias	acedera, alcachofa, berza, brécol, cacahuete, cacao, café, chocolate, col lombarda, coles de Bruselas, coliflor, espárrago, espinaca, guisante, rábano, repollo, tomate
cefalalgia	queso
cistitis	vino
colecistopatía	huevo
colitis	avena, cacahuete, castaña, dátil, fresa, garbanzo, granada, harina integral, higo chumbo, mortadela, salchichón, seta, trufa
diabetes	bizcocho, cacao, castaña, chocolate, costrada de mermelada, dátil, fruta confitada, fruta en almíbar, gelatina vegetal, helado, mayonesa, mazapán, mermelada, miel, pasta, plátano, *plumcake*, turrón

digestión lenta	ajo, almeja, anguila, caballa, calamar, callos, cangrejo, caracol, castaña, gamba, granizado , lacón, manteca de cerdo, mejillón, melón, nabo, oca, ostra, pulmón, pulpo, raya, salchicha de Francfort, salchichón, salmón, salmonete, sandía, sepia, telina, tocino, tortellino, turrón
dispepsia	ciervo, jabalí
enfermedad celiaca	cebada, *cracker*, grisines, harina, maíz, pan, pan tostado, pasta
enfermedades cardiovasculares	café, huevo, manteca de cerdo, sal, vino
enfermedades hepáticas	almendra, almorta, avellana, cerebro chocolate, embutido, lacón, mayonesa, mortadela, nata, nuez, oca, piñón, salchicha de Francfort, salchicha, salchichón, tocinería, vino
enteritis	pepino
enterocolitis	almorta, haba, harina integral, higo, judía tierna
estreñimiento	almorta, harina integral, salvado
exceso de peso	aguacate, almendra, avellana, bizcocho, cacahuete, cacao, cerebro, chocolate, coca-cola, coco, costrada con mermelada, embutido, fruta en almíbar, fruta confitada, fruto seco, gelatina vegetal, grisines, helado, manteca de cerdo, mantequilla, margarina, mayonesa, mazapán, mermelada, miel, *mozzarella*, nata, nuez, oca, pasta, piñón, plátano, *plum-cake*, queso, requesón, sebo, tocino

favismo	guisante, haba
gastritis	alcohol, alubia, avellana, castaña, cebolla, clavo, dátil, filete, nuez, pepino, vino espumoso
gastritis hiperclorhídrica	almendra, arándano, caldo, cereza, coca-cola, gelatina animal, granizado, guinda, helado, limón, mandarina, mora, naranja, orégano, pan, piña, pomelo, puerro, vinagre
gastroduodenitis	pepino, salvado, vino, vino espumoso
gota	aguja paladar, arenque, atún, bazo de buey, bogavante, búfalo, caballa, caballo, caldo, cangrejo, capón, carpa, caviar, caza, cerdo, ciervo, codorniz, conejo, cordero, cordero lechal, dentón, dorada, escorfina, esturión, faisán, frambuesa, gallina de Guinea, gallo, gamba, gelatina animal, hígado, jabalí, langosta, lenteja, liebre, lucio, merluza, molleja, morena, mújol, musola, oca, ostra, oveja, palomo, pato, pavo, perca, perdiz, pez espada, pollo, pulpo, riñón, róbalo, rodaballo, salmón, salmonete, sangre, sardina, sargo, seta, tenca, tortellini, trucha, trufa
hiperclorhidria	agrio, azafrán, bebida gaseosa, ciruela, comino, grosella, ketchup, mejorana, mostaza, paprica, perejil, pimentón dulce, pimienta, pimiento, romero, ruibarbo, salvia, tilo
hipercolesterolemia	anguila, asiago, atún, *brie*, callos, *camembert*, caviar, *cheddar*, despojo,

embutido, *emmental, grana, gruyère,* hígado, huevo, lengua, mantequilla, molleja, nata, quesito, queso de oveja, queso, requesón, riñón, roquefort, salchicha, salchichón, sebo, sesos, tocino, tortellini

hiperlipemia *brie, camembert, cheddar, emmental, gruyère,* lengua, mantequilla, margarina, *mozzarella,* quesito, queso, queso de oveja, requesón, roquefort, sebo, tripas

hipertensión arenque, bacalao, boquerón, café, caviar, espinaca, gamba, hinojo, jamón, lacón, langosta, manteca de cerdo, parmesano, regaliz, remolacha, sal, salmón, sardina, tocinería, tocino, tripas

hipertrofia prostática vino

insuficiencia renal aguda espárrago

úlcera gastroduodenal agrio, cacahuete, café, cebolla, cocacola, ketchup, limón, mandarina, mostaza, naranja, pan, piña, salvado, vinagre, vino

uricemia aguja paladar, arenque, atún, bazo de buey , becerro, bogavante, búfalo, caballa, caballo, caldo, cangrejo, capón, carpa, caviar, caza, cerdo, ciervo, codorniz, conejo, cordero lechal, cordero, dentón, dorada, escorpina, esturión, faisán, frambuesa, gallina de Guinea, gallo, gamba, gelatina animal, hígado, jabalí, langosta, lenteja, liebre, lucio, merluza, molleja, morena, mújol, oca, ostra, oveja, palomo, pato, pavo, perca, perdiz, pez espada, pollo, pulpo, riñón, róbalo, rodaballo, salmón, salmonete, sangre, sardina, sargo, seta, tenca, tortellini, trucha, trufa